Paleo recepti za vsak dan 2023

Okusne in enostavne jedi brez glutena, laktoze in umetnih sestavin

Milan Lah

vsebino

Jajca posušene škotske češnje in žajblja 9
Cvetačni ocvrtki in jajca 11
Fritata iz purana, špinače in špargljev 13
Tunizijska umešana jajca s pečeno papriko in harisso 15
Jajca Shakshuka 16
Pečena jajca z lososom in špinačo 17
Jajčna juha z zelenim čajem, gobami in bok choy 18
Perzijska sladka omleta 21
Chawanmushi s kozicami in rakovicami 22
Piščanec Piščanec Piščanec Hash 25
Zajtrk Rožmarin-Hruška 27
Narezana goveja enolončnica na kubanski način 28
francoska ponev 30
Postrv s sladkim krompirjem 32
Lososove polpete s paradižnikovo-mangovo salso, poširanimi jajci in bučkinimi pentljami 34
Jabolčno-lanene vtičnice 38
Pomarančno-ingverjeva paleo granola 40
Breskve in jagodičevje, dušene s popečenim kokosom in mandlji 42
Smutiji z jagodami in mangom 43
Podatkovni pretresi 44
Jalapeño poppers, polnjeni s chorizom 46
Pečeni grižljaji pese s pomarančno-orehovim oblivom 48
Cvetačne skodelice z zeliščnim pestom in jagnjetino 51
Špinačno-artičokina pomaka 53
Azijske mesne kroglice z omako iz zvezdastega janeža 55
Polnjena jajca 58
Ocvrti zvitki iz jajčevcev in Romesco 60
Zelenjavno-goveji zavitki 62
Grižljaji školjk in endivija iz avokada 63
Zeliščni čips iz jurčkov z limono Aïoli 65
Sekanci korenin 66

Gorčično zeleni čips s sezamovimi drobci ... 67
Začinjeni ocvrti nuggets ... 68
Zelišča-Chipotle orehi ... 69
Pečena rdeča paprika "Hummus" z zelenjavo ... 71
Ledeni čaj z ingverjem in hibiskusom ... 73
Jagoda-Melona Lubenica-Meta Agua Fresca ... 74
Lubenica in borovnica Agua Fresca ... 75
Kumara Agua Fresca ... 76
Kokosov čaj ... 77
Počasi pečen goveji file ... 79
Vietnamska solata z redko govedino ... 81
Govedina ... 81
Solata ... 81
Dušeni mehiški prsi z mangom, džikamo, čilijem in solato iz praženih bučnih semen ... 83
Prsni koš ... 83
Solata ... 83
Rimski zavitki z narezanimi govejimi prsi in svežo rdečo Harisso de Chile ... 85
Prsni koš ... 85
Harisa ... 85
Okroglo oko v zeliščni skorjici s koreninskim pirejem in pan omako ... 87
zrezek ... 87
Pan omaka ... 87
Goveje-zelenjavna juha s pestom iz pečene rdeče paprike ... 91
Počasi kuhana sladka in slana goveja enolončnica ... 94
V ponvi ocvrt zrezek z brstičnim ohrovtom in češnjami ... 96
Azijska juha z zrezki iz bokov ... 97
Sezamov pečen zrezek in cvetačni riž ... 99
Zrezek na boku, polnjen z omako Chimichurri ... 101
Nabodala zrezka na žaru s hrenovo majonezo ... 104
Gobovi zrezki, dušeni v vinu z gobami ... 106
Strip zrezki z avokadovo-hrenovo omako ... 108
zrezek ... 108
S.O.S 108
Rezki zrezki, marinirani z limonsko travo ... 110

Balzamično-dijonska rezina s česnovo špinačo 112

zrezek 112

Špinača 112

Pečen puran s pretlačenimi koreninami česna 115

Puranje prsi polnjene s pesto omako in solato iz rukole 118

Začinjene puranje prsi s češnjevo BBQ omako 120

Puranje meso, dušeno v vinu 122

Pražene puranje prsi z drobnjakovo omako iz škampov 125

Dušene puranje krače s korenino 127

Puranjeva štruca z zelišči s karameliziranim čebulnim kečapom in pečenimi rezinami zelja 129

Turcia Posole 131

Juha iz piščančjih kosti 133

Zeleni Harissa losos 136

Losos 136

Harisa 136

Začinjena sončnična semena 136

Solata 136

Losos na žaru s solato iz mariniranih srčkov artičok 140

Pečen čilski žajbljev losos s salso iz zelenega paradižnika 142

Losos 142

Zelena paradižnikova salsa 142

Pečen losos in šparglji v papilotah z limoninim in lešnikovim pestom 145

Z začimbami nariban losos z gobovo in jabolčno omako 147

Sole en Papillote z zelenjavo Julienne 150

Ribji takosi pesto iz rukole s kremo iz dimljene limete 152

Podplat z mandljevo skorjo 154

Paketi polenovke in bučk na žaru s pikantno omako iz manga in bazilike 156

Rizling poširana polenovka s paradižniki, polnjenimi s pestom 158

Ocvrta polenovka s pistacijevo skorjico, cilantrom, nad zdrobljenim sladkim krompirjem 160

Polenovka z rožmarinom in mandarinami s pečenim brokolijem 162

Zavitek z zeleno solato polenovke s curryjem iz vložene redkvice 164

Ocvrta vahnja z limono in koromačem 166

Pecan Crusted Snapper z Cajun okro in paradižnikovo remulado 168

Pehtranove tunine polpete z avokadovo-limoninim aïolijem 171
Progasti bas tagine 174
Morska plošča v česnovi omaki in kozica z zelenjem Soffrito 176
Bouillabaisse z morskimi sadeži 178
Klasični ceviche s kozicami 180
Solata s kokosom in špinačo v skorjici 183
Ceviche s tropskimi kozicami in pokrovačami 185
Jamaican Jerk kozice z avokadovim oljem 187
Škampi z uvelo špinačo in radičem 188
Rakova solata z avokadom, grenivko in jicama 190
Skuhajte rep jastoga Cajun s pehtranovim aïolijem 192
Ocvrtki iz školjk z žafranovim aïolijem 194
Pastinak ocvrtki 194
Žafran Aïoli 194
školjke 194
Ocvrte pokrovače z okusom rdeče pese 197
Pokrovače na žaru s salso iz kumar in kopra 200
Ocvrte pokrovače s paradižnikom, oljčnim oljem in zeliščno omako 202
Školjke in omaka 202
Solata 202
Kuminova pečena cvetača s koromačem in biserno čebulo 204
Gosta omaka iz paradižnika in jajčevcev s špageti 206
Polnjene gobe Portobello 208
Pečen radič 210
Pečen koromač s pomarančnim vinaigretom 211
Savojsko zelje v pandžabskem slogu 214
S cimetom pečena buča 216
Šparglji na žaru s poširanim jajcem in pekani 217

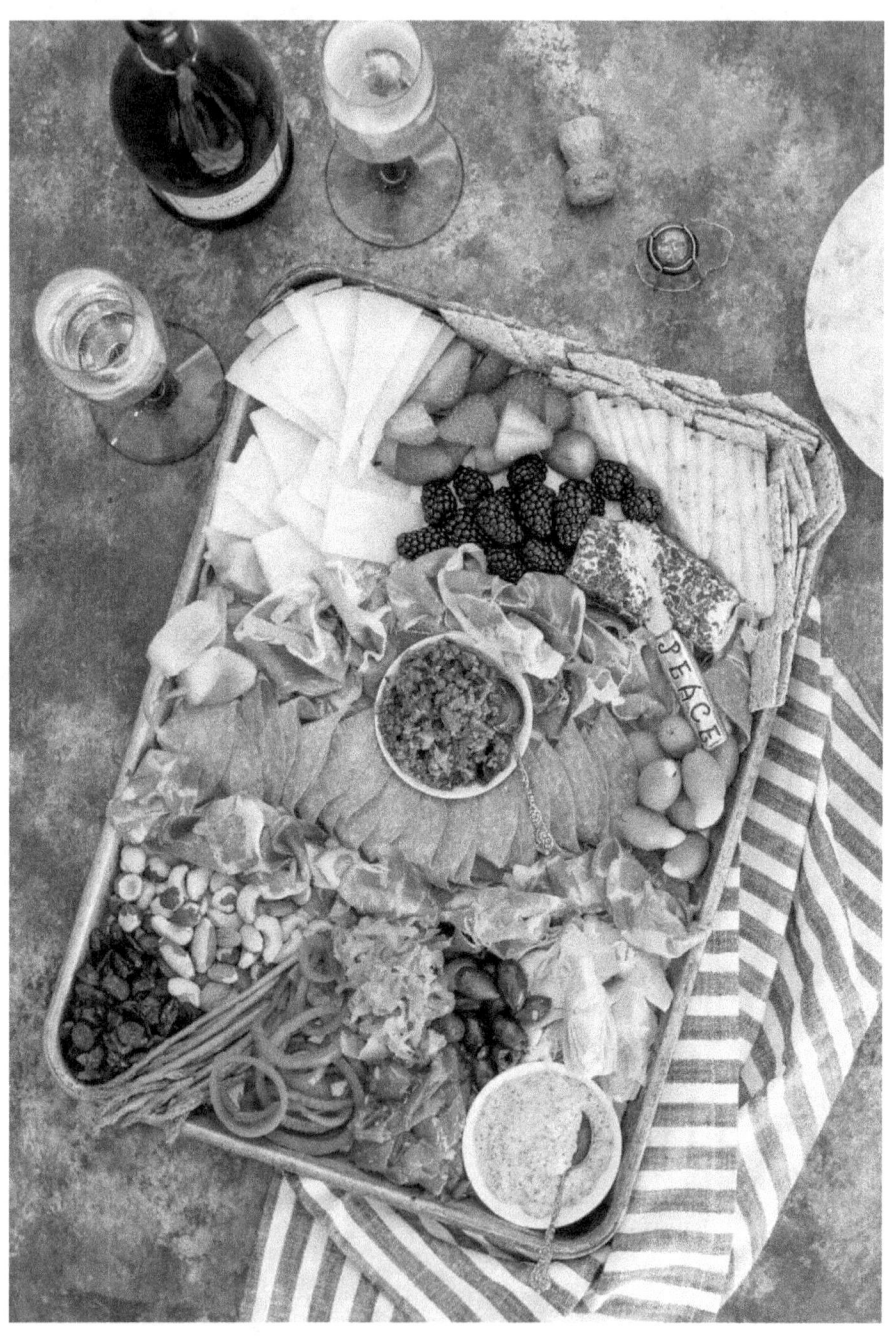

JAJCA POSUŠENE ŠKOTSKE ČEŠNJE IN ŽAJBLJA

USPOSABLJANJE:20 minut peke: 35 minut naredi: 4 porcije

TA KLASIČNI BRITANSKI PUB PRIGRIZEKPOMENI POPOLN PALEO ZAJTRK. ČE TRDO KUHANA JAJCA PRIPRAVITE VNAPREJ, BO TA RECEPT ZELO HITRO USPEL – POLEG TEGA SE LAŽJE OLUPIJO. SKLEDA KUHANIH JAJC V HLADILNIKU JE ODLIČNA IDEJA ZA ZAJTRK IN HITRE PRIGRIZKE.

- 1 kilogram puste svinjine
- ½ skodelice sesekljanih nesladkanih posušenih češenj
- 2 žlici sesekljanega svežega žajblja
- 1 žlica sveže sesekljanega majarona
- 1 čajna žlička sveže mletega črnega popra
- ¼ čajne žličke sveže mletega muškatnega oreščka
- ⅛ čajne žličke mletih nageljnovih žbic
- 4 velika trdo kuhana jajca, ohlajena in olupljena*
- ½ skodelice mandljeve moke
- 1 čajna žlička posušenega žajblja, zdrobljenega
- ½ čajne žličke zdrobljenega posušenega majarona
- 2 žlici ekstra deviškega oljčnega olja
- Dijonska gorčica (glej recept)

1. Pečico segrejte na 375°F. Pekač obložimo s peki papirjem ali folijo; dati na stran. V veliki skledi zmešajte svinjino, češnje, svež žajbelj, svež majaron, poper, muškatni orešček in nageljnove žbice.

2. Svinjsko zmes oblikujte v štiri enake polpete. Na vsako žemljico položite jajce. Okoli vsakega jajca oblikujte polpet. V majhnem krožniku ali krožniku za pito zmešajte mandljevo moko, posušen žajbelj in posušen majaron. Vsako jajce, prekrito s klobaso, povaljajte v mešanici mandljeve moke za premaz. Postavite na pripravljen pekač. Pokapljamo z oljčnim oljem.

3. Pečemo 35 do 40 minut oziroma dokler klobasa ni pečena. Postrezite z gorčico po dijonsko.

*Nasvet: če želite trdo skuhati jajca, jih položite v eno plast v veliko ponev. Pokrijte z 1 do 2 cm vode. Zavremo. Pustimo vreti 1 minuto. Odstranite z ognja. Pokrijte in pustite stati 12 do 15 minut.

CVETAČNI OCVRTKI IN JAJCA

USPOSABLJANJE: 20 minut kuhanja: 25 minut Naredi: 4 porcije

IZREŽITE DEBELE REZINEGLAVICO CVETAČE ZA PRIPRAVO KREPKIH ZREZKOV, KI JIH NATO OCVREMO NA OLJČNEM OLJU, DOKLER NE PORJAVIJO IN HRUSTLJAVO ZAPEČEJO, PRELIJEMO S POŠIRANIM JAJCEM IN POSTREŽEMO NA POSTELJICI IZ ČESNOVO DUŠENEGA ZELJA.

- 1 glavica cvetače, odstranjeni listi
- 1½ žličke dimljene začimbe (glej recept)
- 5 žlic ekstra deviškega oljčnega olja
- 4 velika jajca
- 1 žlica belega ali jabolčnega kisa
- 2 velika stroka česna, sesekljana
- 4 skodelice zelja, narezano zelje

1. Konec stebla cvetače položite na desko za rezanje. Z velikim, ostrim nožem narežite cvetačo na štiri ½-palčne zrezke od središča cvetače in odrežite konec stebla (nekateri cvetovi se lahko odcepijo; shranite za drugo uporabo).

2. Zrezke na obeh straneh začinimo z 1 žličko dimljene začimbe. V zelo veliki ponvi segrejte 2 žlici oljčnega olja na srednje močnem ognju. Dodajte 2 zrezka cvetače. Pecite 4 minute na vsaki strani oziroma dokler ne postanejo zlato rjave in ravno mehke. Odstranite iz ponve in rahlo pokrijte s folijo. Hraniti na toplem v pečici pri 200°F. Ponovite s preostalima 2 zrezkoma, pri čemer uporabite še 2 žlici oljčnega olja.

3. Za poširanje jajc napolnite ločeno ponev s približno 3 cm vode. Dodamo kis in zavremo. Jajca eno za drugim razbijte v majhno skledo ali ramekin in jih nežno potisnite v vrelo vodo. Pustite, da se jajca kuhajo 30 do 45 sekund ali dokler se beljaki ne strdijo.

Ugasnite toploto. Pokrijte in kuhajte 3 do 5 minut, odvisno od tega, kako mehke rumenjake imate radi.

4. Medtem v isti ponvi segrejte preostalo 1 žlico oljčnega olja. Dodajte česen in kuhajte 30 sekund do 1 minute. Dodajte ohrovt ter kuhajte in mešajte 1 do 2 minuti ali dokler ne oveni.

5. Za serviranje ohrovt razdelite na štiri krožnike. Vsako obložite z zrezkom cvetače in poširanim jajcem. Jajca potresemo s preostalo ½ čajne žličke dimljene začimbe in takoj postrežemo.

FRITATA IZ PURANA, ŠPINAČE IN ŠPARGLJEV

USPOSABLJANJE:20 minut Peka na žaru: 3 minute Za pripravo: 2 do 3 porcije

TA ČUDOVITA FRITAJA Z ZELENIMI PIKAMIZELO HITRO GRE SKUPAJ IN JE ODLIČEN NAČIN ZA ZAČETEK ALI ZAKLJUČEK DNEVA. POPOLN JE ZA HITRO VEČERJO, KO NIMATE ČASA KUHATI BOLJ ZAPLETENEGA OBROKA. POSODA IZ LITEGA ŽELEZA NI POTREBNA, VENDAR VAM BO DALA ZELO DOBRE REZULTATE.

- 2 žlici ekstra deviškega oljčnega olja
- 1 strok česna, mlet
- 4 unče mletih puranjih prsi
- ¼ do ½ čajne žličke črnega popra
- ½ skodelice ½ palca dolgih kosov svežih špargljev
- 1 skodelica svežih listov špinače, nasekljanih
- 4 velika jajca
- 1 žlica vode
- 2 žlički sveže sesekljanega kopra
- 1 žlica sveže sesekljanega peteršilja

1. Predgrejte žar tako, da je rešetka za pečico nameščena 4 cm od grelnega elementa.

2. V srednji ponvi, primerni za pečico, segrejte 1 žlico oljčnega olja na srednjem ognju. Dodajte česen; kuhamo in mešamo, dokler ne postanejo zlate. Dodajte mleto puranje; potresemo s poprom. Kuhajte in mešajte 3 do 4 minute ali dokler meso ne porjavi in se skuha, mešajte z leseno žlico, da meso razdrobite. Kuhanega purana prenesite v skledo; dati na stran.

3. Ponev pristavimo na kuhalnik; vlijte preostalo 1 žlico oljčnega olja v ponev. Dodamo šparglje; kuhamo in mešamo na srednje močnem ognju do mehkega. Vmešajte kuhanega purana in špinačo. Kuhajte 1 minuto.

4. V srednji skledi stepite jajca z vodo in koprom. Jajčno zmes prelijemo čez puranje zmes v ponvi. Kuhajte in mešajte 1 minuto. Pekač prestavimo v pečico in pečemo 3 do 4 minute ali dokler se jajca ne strdijo in vrh ne zapeče. Potresemo sesekljan peteršilj.

TUNIZIJSKA UMEŠANA JAJCA S PEČENO PAPRIKO IN HARISSO

USPOSABLJANJE:30 minut peke: 8 minut mirovanje: 5 minut kuhanje: 5 minut naredi: 4 porcije

- 1 majhna sladka rdeča paprika
- 1 majhna rumena paprika
- 1 majhna paprika čili poblano (glej napitnina)
- 1 žlica ekstra deviškega oljčnega olja
- 6 velikih jajc
- ¼ čajne žličke mletega cimeta
- ½ čajne žličke mlete kumine
- ⅓ skodelice zlatih rozin
- ⅓ skodelice sesekljanega svežega peteršilja
- 1 žlica Harissa (glej recept)

1. Predgrejte žar z rešetko pečice, postavljeno 3 do 4 centimetre od vročine. Paprike po dolžini razpolovimo; odstranite stebla in semena. Polovice paprik položite s prerezano stranjo navzdol na pekač, obložen s folijo. Pražimo 8 minut oziroma dokler lupina paprike ne počrni. Paprike zavijemo v folijo. Pustite, da se ohladi 5 minut. Paprike odvijte; z ostrim nožem odstranite počrnelo kožo. Papriko narežemo na tanke trakove; dati na stran.

2. V veliki skledi zmešajte jajca, cimet in kumino. Stepajte dokler ni penasto. Dodajte trakove paprike, rozine, peteršilj in Harisso.

3. V veliki ponvi na srednjem ognju segrejte olivno olje. V ponev dodajte jajčno zmes. Kuhajte približno 5 do 7 minut ali dokler se jajca ne strdijo, vendar so še vedno vlažna in sijoča, ob pogostem mešanju. Postrezite takoj.

JAJCA SHAKSHUKA

OD ZAČETKA DO KONCA: 35 minut pomeni: 4 do 6 obrokov

- ¼ skodelice ekstra deviškega oljčnega olja
- 1 velika čebula, razpolovljena in na tanke rezine narezana
- 1 velika sladka rdeča paprika, narezana na tanke rezine
- 1 velika oranžna paprika, narezana na tanke rezine
- 1 čajna žlička mlete kumine
- ½ čajne žličke dimljene paprike
- ½ žličke mlete rdeče paprike
- 4 stroki česna, sesekljani
- 2 pločevinki po 14,5 unč organsko praženih paradižnikov, narezanih na ogenj brez soli
- 6 velikih jajc
- Sveže mleti črni poper
- ¼ skodelice sveže sesekljanega cilantra
- ¼ skodelice sesekljane sveže bazilike

1. Pečico segrejte na 400°F. V veliki ponvi, primerni za pečico, na srednjem ognju segrejte olje. Dodamo čebulo in sladko papriko. Kuhajte in mešajte 4 do 5 minut oziroma dokler se zelenjava ne zmehča. Dodamo kumino, papriko, strto rdečo papriko in česen; kuhamo in mešamo 2 minuti.

2. Vmešajte paradižnik. Zavremo; zmanjšajte toploto. Odkrito dušite približno 10 minut ali dokler se ne zgosti.

3. Jajca razbijte v ponev nad paradižnikovo mešanico. Pekač prestavimo v ogreto pečico. Pecite nepokrito 7 do 10 minut ali dokler se jajca ravno ne strdijo (rumenjaki morajo še teči).

4. Potresemo s črnim poprom. Okrasite s koriandrom in baziliko; postrezite takoj.

PEČENA JAJCA Z LOSOSOM IN ŠPINAČO

USPOSABLJANJE: 20 minut peke: 15 minut nastane: 4 porcije

1 žlica ekstra deviškega oljčnega olja
1 žlica svežih listov timijana
Sveže nariban muškatni orešček
10 unč listov mlade špinače (pakirano 6 skodelic)
2 žlici vode
8 unč lososa na žaru ali na žaru
1 čajna žlička drobno sesekljane limonine lupinice
½ čajne žličke dimljene začimbe (glej recept)
8 velikih jajc

1. Pečico segrejte na 375°F. Notranjost štirih 6- do 8-unčnih ramekinov premažite z olivnim oljem. Med okvirje enakomerno potresemo lističe timijana; rahlo potresemo s sveže naribanim muškatnim oreščkom. Dati na stran.

2. V srednje veliki ponvi s pokrovom zmešajte špinačo in vodo. Zavremo; odstranite z ognja. Špinačo dvignite in obračajte s kleščami, dokler ne oveni. Špinačo položite v sito z drobnimi mrežicami; močno pritisnite, da sprostite odvečno tekočino. Špinačo razdelite med pripravljene rampeke. Losos enakomerno narežite med ramekine. Lososa potresemo z limonino lupinico in dimljenimi začimbami. V vsak ramekin razbijte 2 jajci.

3. Napolnjene modelčke položimo v velik pladenj. V pekač nalijemo vrelo vodo, dokler ne pride do polovice stranic ramkinjev. Pekač previdno prestavimo v pečico.

4. Pecite 15 do 18 minut oziroma dokler se beljaki ne strdijo. Postrezite takoj.

JAJČNA JUHA Z ZELENIM ČAJEM, GOBAMI IN BOK CHOY

USPOSABLJANJE: 30 minut stoji: 10 minut kuhanje: 5 minut naredi: 4 do 6 obrokov

- 0,5 unče na soncu posušene wakame
- 3 žlice nerafiniranega kokosovega olja
- 2 šalotki, sesekljani
- 1 2-palčni kos svežega ingverja, olupljen in narezan na zelo tanke trakove v velikosti vžigalice
- 1 zvezdasti janež
- 1 kilogram gob šitake, oluščenih in narezanih
- 1 čajna žlička prahu petih začimb
- ¼ čajne žličke črnega popra
- 8 skodelic goveje kostne juhe (glej recept) ali nesoljeno govejo juho
- ¼ skodelice svežega limoninega soka
- 3 velika jajca
- 6 čajnih, tanko narezanih
- 2 glavi baby bok choyja, narezanega na ¼-palčne debele rezine

1. V srednje veliki skledi pokrijte wakame z vročo vodo. Pustite stati 10 minut ali dokler ni mehka in prožna. Dobro odcedite; dobro sperite in ponovno odcedite. Narežite wakame trakove na 1-palčne kose; dati na stran.

2. V velikem loncu na srednjem ognju segrejte kokosovo olje. Dodamo šalotko, ingver in zvezdasti janež. Kuhajte in mešajte približno 2 minuti oziroma dokler šalotka ne postekleni. Dodajte gobe; kuhamo in mešamo 2 minuti. Gobe potresemo s petimi začimbami v prahu in poprom; kuhamo in mešamo 1 minuto. Dodajte prihranjen wakame, juho iz govejih kosti in limonin sok. Mešanico zavremo.

3. V majhni skledi stepite jajca. Stepena jajca pokapajte v vrelo juho in juho vrtite v obliki osmice. Juho odstavimo z ognja. Vmešajte zeleni čaj. Bok choy razdelite med velike segrete sklede. Nalijte juho v sklede; postrezite takoj.

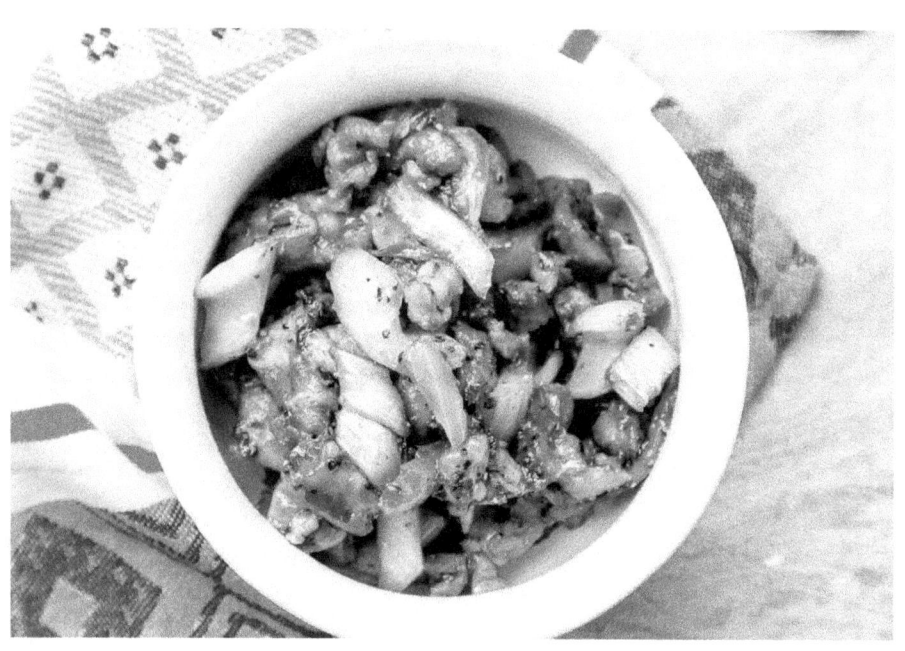

PERZIJSKA SLADKA OMLETA

OD ZAČETKA DO KONCA: 30 minut pomeni: 4 porcije

6 velikih jajc
½ čajne žličke mletega cimeta
¼ čajne žličke mletega kardamoma
¼ čajne žličke mletega koriandra
1 čajna žlička drobno sesekljane pomarančne lupine
½ čajne žličke čistega vanilijevega ekstrakta
1 žlica rafiniranega kokosovega olja
⅔ skodelice surovih indijskih oreščkov, grobo sesekljanih in opečenih
⅔ skodelice surovih mandljev, grobo sesekljanih in ocvrtih
⅔ skodelice izkoščičenih in sesekljanih datljev Medjool
½ skodelice naribanega surovega kokosa

1. V srednji skledi penasto stepite jajca, cimet, kardamom, koriander, pomarančno lupinico in vanilijev ekstrakt; dati na stran.

2. V veliki ponvi segrejte kokosovo olje na srednje močnem ognju, dokler kapljica vode, ki je padla na sredino ponve, ne zacvrči. Dodajte jajčno mešanico; zmanjšajte toploto na srednjo.

3. Pustite, da se jajca kuhajo, dokler se ne strdijo na robove ponve. S toplotno odporno lopatico nežno potisnite en rob jajčne mešanice proti sredini ponve, medtem ko ponev nagnete, da preostala tekoča jajčna mešanica steče pod njo. Postopek ponavljajte po robovih ponve, dokler tekočina ni skoraj strjena, jajca pa so še vedno vlažna in sijoča. Zrahljajte robove omlete z lopatko; omleto nežno potisnite iz ponve na servirni krožnik.

4. Po vrhu omlete potresemo indijske oreščke, mandlje, datlje in kokos. Postrezite takoj.

CHAWANMUSHI S KOZICAMI IN RAKOVICAMI

USPOSABLJANJE:30 minut kuhanja: 30 minut hladno: 30 minut naredi: 4 porcije

"CHAWANMUSHI" DOBESEDNO POMENI "PARNA SKODELICA ČAJA",KI SE NANAŠA NA TO, KAKO SE TA JAPONSKA JAJČNA KREMA TRADICIONALNO KUHA – KUHANA NA PARI V SKODELICI ČAJA. KREMNO IN SLANO JED LAHKO POSTREŽEMO TOPLO ALI HLADNO. NEKAJ MALENKOSTI O HRANI: JE ENA REDKIH JAPONSKIH JEDI, KI SE JEDO Z ŽLICO.

2 unči svežih ali zamrznjenih kozic, olupljenih, brez rezin in narezanih

1½ unče svežega ali zamrznjenega mesa Dungeness ali rakovice*

2½ skodelice piščančje kostne juhe (glej recept), juha iz govejih kosti (glej recept), ali nesoljena piščančja ali goveja juha, ohlajena

⅔ skodelice gob šitake, oluščenih in narezanih

1 1-palčni kos svežega ingverja, olupljen in narezan na tanke rezine

⅛ čajne žličke petih začimb v prahu brez soli

3 velika jajca, pretepena

⅓ skodelice narezane bučke

2 žlici sveže sesekljanega cilantra

1. Odmrznite kozice in rake, če so zamrznjeni. Izperite kozice in rakovice; posušite s papirnatimi brisačami. Dati na stran. V majhni kozici zavrite 1½ skodelice juhe, ⅓ skodelice sesekljanih gob šitake, ingver in pet začimb v prahu; zmanjšajte toploto. Počasi kuhajte, dokler se ne zmanjša na 1 skodelico, približno 15 minut. Ponev odstavimo z ognja. Vmešajte preostalo 1 skodelico juhe; pustimo, da se ohladi na sobni temperaturi, približno 20 minut.

2. Ko je juha popolnoma ohlajena, vanjo nežno vmešajte jajca, tako da vključite čim manj zraka. Mešanico precedite skozi sito z drobno mrežico nad skledo; zavrzite trdne snovi.

3. Razdelite kozice, rakovice, bučke, cilantro in preostalo ⅓ skodelice gob med štiri 8- do 10-unčne ramekine ali skodelice. Razdelite jajčno mešanico v ramekine do polovice do tri četrtine; dati na stran.

4. Napolnite zelo velik lonec z 1,5 cm vode. Pokrijte in zavrite. Zmanjšajte toploto na srednje nizko. Razporedite štiri okvirje v skledo. Previdno nalijte dovolj vrele vode, da pride do polovice stranic ramekins. Ramekine ohlapno pokrijte s folijo. Lonec pokrijte s pokrovom, ki se tesno prilega, in kuhajte na pari približno 15 minut ali dokler se jajčna mešanica ne strdi. Če želite preveriti pripravljenost kreme, v sredino kreme zapičite zobotrebec. Ko priteče bistra juha, je pripravljena. Previdno odstranite ramekins. Pred serviranjem naj se ohladi 10 minut. Postrežemo toplo ali hladno.

Opomba: Preden začnete s pripravo recepta, poiščite zelo velik lonec s tesno prilegajočim se pokrovom, v katerem bodo štiri ramekine ali vrčki lahko stali pokonci. Ko so skodelice v notranjosti, poiščite čisto krpo za pomivanje posode ali kuhinjsko brisačo iz 100 % bombaža, da pokrijete vrh skodelic, ne da bi ovirali pokrov.

*Nasvet: Za 1½ unče rakovega mesa boste potrebovali 4 unče rakovice v oklepu.

Namig: gobe in začimbe v 1. koraku vlijejo okus juhi. Za hitrejšo različico uporabite 2 skodelici juhe in začnite z 2. korakom, pri čemer izpustite ingver, pet začimb v prahu in ⅓ skodelice šitak. Jajčne mešanice ni treba precediti.

PIŠČANEC PIŠČANEC PIŠČANEC HASH

USPOSABLJANJE: 20 minut kuhanja: 15 minut Naredi: 4 do 6 obrokov

ČEPRAV JE TA SLANI HAŠIŠ POPOLNOKUSNO ŽE SAMO PO SEBI, SAJ SVEŽA JAJCA RAZBIJETE V VDOLBINE V ZMES IN JIH PUSTITE KUHATI, DA SE RAHLO STRDIJO – DA RUMENJAK STEČE V ZMES – JE ŠE POSEBEJ OKUSNA.

2 kg mletega piščanca
1 čajna žlička posušenega timijana
1 čajna žlička suhega žajblja
½ čajne žličke posušenega rožmarina
¼ čajne žličke črnega popra
2 žlici ekstra deviškega oljčnega olja
2 skodelici sesekljane čebule
1 žlica mletega česna
1 skodelica sesekljane zelene paprike
1 skodelica sesekljane rdeče ali zlate pese
½ skodelice piščančje kostne juhe (glej recept) ali nesoljene piščančje juhe

1. V veliki skledi zmešajte mletega piščanca, timijan, žajbelj, rožmarin in črni poper, mešanico premešajte z rokami, da se začimbe enakomerno porazdelijo po mesu.

2. V zelo veliki ponvi segrejte 1 žlico olja na srednje močnem ognju. Dodajte piščanca; kuhajte približno 8 minut ali dokler rahlo ne porjavi, mešajte z leseno žlico, da razdrobite meso. Z žlico z režami odstranite meso iz ponve; dati na stran. Iz ponve odlijemo maščobo. Ponev obrišemo s čisto papirnato brisačo.

3. V isti ponvi na zmernem ognju segrejte preostalo 1 žlico olja. Dodajte čebulo in česen; kuhajte približno 3 minute ali dokler se čebula ne zmehča. Mešanici čebule dodajte sladko papriko in

sesekljano peso; kuhajte približno 4 do 5 minut ali dokler se zelenjava ne zmehča, občasno premešajte. Vmešajte prihranjeno piščančjo mešanico in juho iz piščančjih kosti. Ogrevajte skozi.

Namig: če želite, naredite štiri alineje v zgoščeni glavi; v vsako globino razbijte jajce. Pokrijte in kuhajte na srednjem ognju, dokler jajca niso pečena do želene pečenosti.

ZAJTRK ROŽMARIN-HRUŠKA

USPOSABLJANJE: 20 minut, čas kuhanja: 8 minut na serijo pomeni: 4 porcije (2 mesni kroglici).

NASTRGANA HRUŠKA DAJE TEJ KLOBASI PIKANTEN OKUS PRIDIH SLADKOBE—KI ODLIČNO DOPOLNJUJE DIMLJENI OKUS PAPRIKE. UŽIVAJTE JIH SAME ALI Z JAJCI.

1 kg mlete svinjine

1 srednje zrela hruška (kot je Bosc, Anjou ali Bartlett), olupljena, stržena in narezana

2 žlici drobno zrezane megle

2 žlički sveže sesekljanega rožmarina

1 čajna žlička zdrobljenih semen komarčka

½ čajne žličke dimljene paprike

¼ do ½ čajne žličke sveže mletega črnega popra

2 stroka česna, sesekljana

1 žlica oljčnega olja

1. V srednji skledi zmešajte mleto svinjino, hruške, čaj, rožmarin, semena koromača, papriko, poper in česen. Nežno mešajte sestavine, dokler se dobro ne povežejo. Zmes razdelite na osem enakih delov. Oblikujte osem ½ palca debelih pleskavic.

2. V zelo veliki ponvi na srednjem ognju segrejte oljčno olje, dokler ni vroče. Dodajte polovico mesnih kroglic; kuhajte 8 do 10 minut ali dokler dobro ne porjavijo in kuhajo, klobase na polovici obrnite. Odstranite iz ponve in položite na krožnik, obložen s papirnato brisačo, da se odcedi; rahlo pokrijte s folijo, da ostane toplo, medtem ko kuhate preostale klobase.

NAREZANA GOVEJA ENOLONČNICA NA KUBANSKI NAČIN

OD ZAČETKA DO KONCA: 30 minut pomeni: 4 porcije

PREOSTALA PRSA JE IDEALNA ZA UPORABOV TEM RECEPTU. POSKUSITE, POTEM KO STE UŽIVALI V MEHIŠKIH DUŠENIH PRSIH Z MANGOM, JICAMA, ČILIJEM IN SOLATO IZ PRAŽENIH BUČNIH SEMEN (GLEJTERECEPT) ALI ROMANSKI ZAVITKI Z NARIBANIMI GOVEJIMI PRSI IN SVEŽIM RDEČIM ČILIJEM (GLEJRECEPT) ZA VEČERJO.

- 1 šopek zelenjave ali 4 skodelice rahlo polnjene surove špinače
- 2 žlici ekstra deviškega oljčnega olja
- ½ skodelice sesekljane čebule
- 2 srednji zeleni papriki, narezani na trakove
- 2 čajni žlički posušenega origana
- ½ čajne žličke mlete kumine
- ½ čajne žličke mletega koriandra
- ½ čajne žličke dimljene paprike
- 3 stroki česna, sesekljani
- 2 unči kuhane govedine, narezane na koščke
- 1 čajna žlička drobno sesekljane pomarančne lupine
- ⅓ skodelice svežega pomarančnega soka
- 1 skodelica razpolovljenih češnjevih paradižnikov
- 1 žlica svežega limoninega soka
- 1 zrel avokado brez pečk, olupljen in narezan na rezine

1. Zelenju odstranite in zavrzite debela stebla. Liste narežemo na grižljaj velike kose; dati na stran.

2. V zelo veliki ponvi na srednjem ognju segrejte oljčno olje. Dodajte čebulo in papriko; kuhajte 3 do 5 minut ali samo toliko časa, da se zelenjava zmehča. Dodamo origano, kumino, koriander,

dimljeno papriko in česen; Dobro premešamo. Dodajte mleto govedino, pomarančno lupinico in pomarančni sok; premešajte, da se združi. Dodajte zelenjavo in paradižnik. Pokrito kuhajte 5 minut ali samo toliko časa, da paradižnik začne izpuščati sok in se zeleno zmehča. Potresemo z limoninim sokom. Postrezite z narezanim avokadom.

FRANCOSKA PONEV

USPOSABLJANJE:40 minut kuhanja: 10 minut mirovanja: 2 minuti pripravi: 4 do 6 obrokov

KUHAN PIŠČANEC JE PRIMEREN ZA UŽIVANJEV HLADILNIKU, DA BO ZAJTRK, BOGAT Z BELJAKOVINAMI, PRIPRAVLJEN VELIKO HITREJE. NE GLEDE NA TO, ALI JE OD OSTANKOV PEČENEGA PIŠČANCA Z ŽAFRANOM IN LIMONO (GLEJRECEPT) ALI PREPROSTO PEČENEGA PIŠČANCA, KI GA PRIPRAVITE POSEBEJ ZA UPORABO V TAKŠNIH JEDEH, JE SUPER, ČE GA IMATE PRI ROKI.

1 embalaža po 0,5 unče posušenih gob lisičk

8 unč svežih špargljev

2 žlici oljčnega olja

1 srednje velika čebulica koromača, brez jedra in narezana na tanke rezine

⅔ skodelice narezanega pora, samo beli in svetlo zeleni deli

1 žlica provansalskih zelišč

3 skodelice na kocke narezanega kuhanega piščanca

1 skodelica narezanega paradižnika brez pečk

¼ skodelice piščančje kostne juhe (glejrecept) ali nesoljene piščančje juhe

¼ skodelice suhega belega vina

2 žlički drobno sesekljane limonine lupine

4 skodelice grobo narezanih rdečih ali mavričnih listov smoga

¼ skodelice sesekljane sveže bazilike

2 žlici sesekljane sveže mete

1. Posušene gobe rehidrirajte po navodilih na embalaži; puščanje Ponovno sperite in odcedite; dati na stran.

2. Medtem beluševom odrežite in zavrzite olesenela stebla. Po želji odstranimo luske. Špargelje narežite na 2-palčne kose. V veliki ponvi kuhajte špargelje v vreli vodi 3 minute ali dokler ne postanejo

hrustljavi; puščanje Takoj potopite v ledeno vodo, da prenehate s kuhanjem; dati na stran.

3. V zelo veliki ponvi segrejte olje na srednjem ognju. Dodajte koromač, por in provansalska zelišča; kuhajte 5 minut ali samo toliko časa, da koromač začne rjaveti, občasno premešajte. Dodajte rehidrirane gobe, šparglje, piščanca, paradižnik, juho iz piščančjih kosti, vino in limonino lupinico. Zavremo. Pokrijte in zmanjšajte toploto na nizko. Kuhajte 5 minut oziroma toliko časa, da se koromač in šparglji zmehčata in paradižnik postane sočen. Odstranite z ognja. Vmešajte smog in pustite stati 2 minuti ali dokler ne oveni. Potresemo baziliko in meto.

POSTRV S SLADKIM KROMPIRJEM

USPOSABLJANJE: 35 minut peke: 6 minut peke: 1 minuta na serijo krompirja pomeni: 4 porcije

TUDI ČE NISI UJEL POSTRVIV GORSKEM POTOKU SE BOSTE OB TEJ JEDI POČUTILI KOT NA "ZAJTRKU NA OBALI" OB PRASKETAJOČEM TABORNEM OGNJU.

4 sveži ali zamrznjeni 6 unč fileji postrvi brez kože, debeline ¼ do ½ palca
1½ žličke dimljene začimbe (glej recept)
¼ do ½ čajne žličke črnega popra (neobvezno)
3 žlice rafiniranega kokosovega olja
1½ kilograma olupljenega belega ali rumenega sladkega krompirja
Rafinirano kokosovo olje za cvrtje*
Sveže sesekljan peteršilj
Pečemo narezano na rezine

1. Pečico segrejte na 400°F. Odmrznite ribe, če so zamrznjene. Izperite ribe; posušite s papirnatimi brisačami. Fileje potresemo s prekajenimi začimbami in po želji popopramo. V zelo veliki ponvi, odporni na pečico, segrejte 2 žlici olja na srednje močnem ognju. Fileje položite v ponev in jih nepokrite pecite 6 do 8 minut oziroma dokler se ribe pri preizkušanju z vilicami ne začnejo razmikati. Odstranite iz pečice.

2. Medtem z lupilcem za julienne ali mandolino, opremljeno z rezalnikom za julienne, narežite sladki krompir po dolžini na dolge, tanke trakove. Krompirjeve trakove zavijte v dvojno debelo papirnato brisačo in vpijte odvečno vodo.

3. V velikem loncu s stranicami, visokimi vsaj 8 centimetrov, segrejte 2 do 3 centimetre rafiniranega kokosovega olja na 365 °F. Previdno dodajte krompir, približno četrtino naenkrat, v vroče

olje. (Olje bo v loncu naraslo.) Pražite približno 1 do 3 minute na serijo ali dokler ne začne rjaveti, pri tem pa enkrat ali dvakrat premešajte. Krompir na hitro odstranite z dolgo žlico z režami in ga odcedite na papirnatih brisačah. (Krompir se lahko prehitro skuha, zato ga preverjajte zgodaj in pogosto.) Ne pozabite segreti olja na 365 °F, preden dodate vsako serijo krompirja.

4. Postrvi potresemo s peteršiljem in čebulo; postrezite z rezinami sladkega krompirja.

*Nasvet: Potrebovali boste dve do tri posode s kokosovim oljem po 29 unč, da boste imeli dovolj olja za cvrtje.

LOSOSOVE POLPETE S PARADIŽNIKOVO-MANGOVO SALSO, POŠIRANIMI JAJCI IN BUČKINIMI PENTLJAMI

USPOSABLJANJE: 25 minut hlajenje: 30 minut kuhanje: 16 minut naredi: 4 porcije

TO MORDA NI ZAJTRK PRED ODHODOM V SLUŽBO OB DELAVNIKIH ZJUTRAJ, VENDAR JE TO IMPRESIVEN IN POPOLNOMA OKUSEN ZAJTRK ZA PRIJATELJE ALI DRUŽINO

- 10 unč kuhanega lososa*
- 2 beljaka
- ½ skodelice mandljeve moke
- ⅓ skodelice narezanega sladkega krompirja
- 2 žlički na tanke rezine
- 2 žlici sveže sesekljanega cilantra
- 2 žlici Chipotle Paleo Mayo (glejte recept)
- 1 žlica svežega limoninega soka
- 1 čajna žlička mehiške začimbe (glej recept)
- Črni poper
- 4 žlice oljčnega olja
- 1 recept Bučkini trakovi (glej recept, nižje)
- 4 jajca, poširana (glej glej recept za zrezke iz cvetače in jajc)
- Salsa Tomatillo-Mango (glej recept, nižje)
- 1 zrel avokado, olupljen, brez semen in narezan na rezine

1. Za lososove polpete kuhanega lososa v veliki skledi z vilicami razrežite na majhne koščke. Dodajte beljake, mandljevo moko, sladki krompir, zeleni čaj, cilantro, Chipotle Paleo Mayo, limetin sok, mehiške začimbe in poper po okusu. Nežno premešajte, da se združi. Zmes razdelite na osem delov; vsak del oblikujte v žemljo. Mesne kroglice položite na pekač, obložen s pergamentom.

Pokrijte in ohladite vsaj 30 minut pred pečenjem. (Torto lahko ohladite 1 dan pred serviranjem.)

2. Pečico segrejte na 300°F. V veliki ponvi proti prijemanju segrejte 2 žlici oljčnega olja na srednje močnem ognju. Dodajte polovico kolačev v ponev; kuhajte približno 8 minut ali do zlato rjave barve, piškotke na polovici kuhanja obrnite. Piškote prenesite na drug pekač, obložen s pergamentom, in jih hranite na toplem v pečici. Preostale piškote prepražimo na preostalih 2 žlicah olja po navodilih.

3. Za serviranje razporedite trakove iz bučk v gnezdo na vsakega od štirih servirnih krožnikov. Na vrh vsakega položite 2 kolača z lososom, poširano jajce, nekaj salse Tomatillo-Mango in rezine avokada.

Bučkini trakovi: odrežite konce 2 bučkam. Z mandolino ali lupilcem za zelenjavo z vsake bučke ostrižite dolge trakove. (Če želite, da trakovi ostanejo nedotaknjeni, prenehajte z britjem, ko dosežete sredico semena v sredini buče.) V veliki ponvi segrejte 1 žlico oljčnega olja na srednje močnem ognju. Dodajte bučke in ⅛ čajne žličke mlete kumine; kuhajte 2 do 3 minute ali dokler niso hrustljavi, s kleščami nežno premetavajte trakove za enakomerno kuhanje. Potresemo z limoninim sokom.

Tomatillo-Mango Salsa: Pečico segrejte na 450 °F. Olupite in razpolovite 8 paradižnikov. Tomatillos razporedite po pekaču; 1 skodelica sesekljane čebule; 1 sveže sesekljan jalapeño, brez pečk; in 2 oluplena stroka česna. Pokapajte z 1 žlico oljčnega olja; vrzi na pokritje. Zelenjavo pražimo približno 15 minut oziroma dokler se ne začne zmehčati in porjaveti. Pustite, da se ohladi 10 minut. Zelenjavo in morebitne sokove prenesite v kuhinjski robot. Dodajte ¾ skodelice sesekljanega, olupljenega manga in ¼ skodelice svežega cilantra. Pokrijte in pulzirajte, da se grobo naseklja. Prenesite salso v skledo; vmešajte še ¾ skodelice sesekljanega in olupljenega manga. (Salso lahko pripravite 1 dan vnaprej in jo ohladite. Pred serviranjem segrejte na sobno temperaturo.)

*Namig: za poširanega lososa segrejte pečico na 425 °F. File lososa s 8 unčami položite na pekač, obložen s pergamentnim papirjem. Pecite 6 do 8 minut na ½-palčno debelo ribo ali dokler se riba zlahka ne razkosmi, ko jo preizkusite z vilicami.

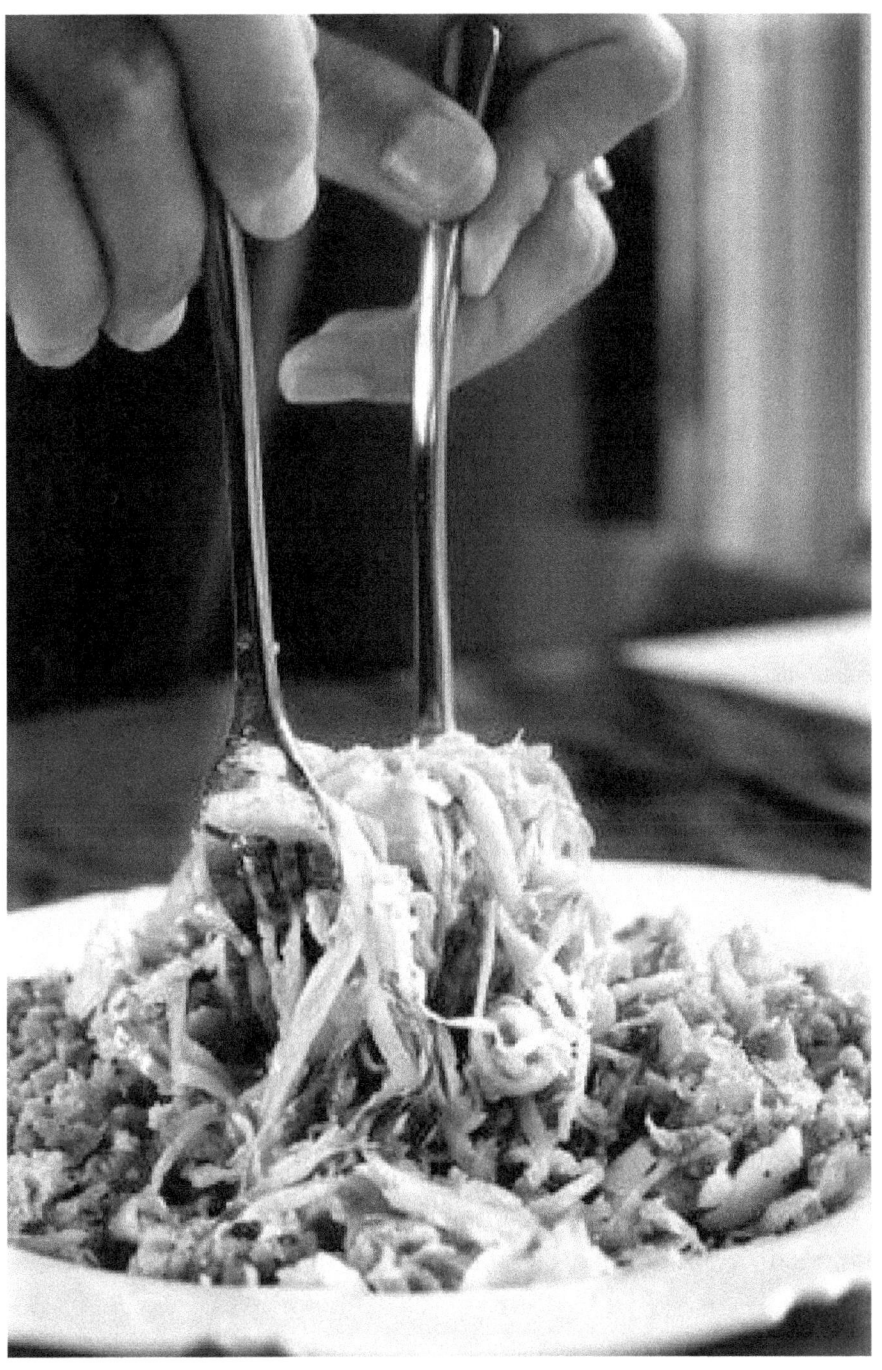

JABOLČNO-LANENE VTIČNICE

OD ZAČETKA DO KONCA: 30 minut pomeni: 4 porcije

TE POLPETE BREZ MOKE SO HRUSTLJAVENA ZUNAJ IN NEŽEN V NOTRANJOSTI. NAREJENI IZ SESEKLJANEGA JABOLKA IN LE MALO LANENEGA MOKA TER JAJCA, DA SE POVEŽEJO SKUPAJ, SO POSLASTICA ZA ZAJTRK, KI JO BODO OTROCI (IN TUDI ODRASLI) POŽRLI.

- 4 velika jajca, rahlo stepena
- 2 veliki jabolki, olupljeni, razrezani in drobno narezani
- ½ skodelice lanene moke
- ¼ skodelice sesekljanih orehov ali pekanov
- 2 žlički drobno sesekljane pomarančne lupine
- 1 čajna žlička čistega vanilijevega ekstrakta
- 1 čajna žlička mletega kardamoma ali cimeta
- 3 žlice nerafiniranega kokosovega olja
- ½ skodelice mandljevega masla
- 2 žlički drobno sesekljane pomarančne lupine
- ¼ čajne žličke mletega kardamoma ali cimeta

1. V veliki skledi zmešajte jajca, sesekljana jabolka, laneno moko, orehe, pomarančno lupinico, vanilijo in 1 čajno žličko kardamoma. Mešajte, dokler se dobro ne poveže. Testo pustimo stati 5 do 10 minut, da se zgosti.

2. V ponvi ali ponvi na zmernem ognju stopite 1 žlico kokosovega olja. Za vsako jabolčno laneno jabolko položite približno ⅓ skodelice testa na žar in ga rahlo razporedite. Kuhajte na zmernem ognju 3 do 4 minute na vsako stran oziroma toliko časa, da so jacki zlato rjavi.

3. Medtem v majhni posodi, primerni za mikrovalovno pečico, segrejte mandljevo maslo na majhnem ognju, dokler ni primerno za mazanje. Postrezite na vrhu jabolčno-lanenih jabolk in potresite z dodatno pomarančno lupinico in kardamomom.

POMARANČNO-INGVERJEVA PALEO GRANOLA

USPOSABLJANJE:15 minut kuhanje: 5 minut mirovanje: 4 minute peka: 27 minut ohlajanje: 30 minut: 8 (½ skodelice) obrokov

TA HRUSTLJAVA "ŽITA" Z OREŠČKI IN SUHIM SADJEMOKUSNO JE, PRELITO Z MANDLJEVIM ALI KOKOSOVIM MLEKOM IN JEDO Z ŽLICO, PREDSTAVLJA PA TUDI ODLIČEN ZAJTRK ALI PRIGRIZEK IZ SUHE HRANE.

⅔ skodelice svežega pomarančnega soka

1 ½ palca svežega ingverja, olupljenega in na tanke rezine narezanega

1 čajna žlička listov zelenega čaja

2 žlici nerafiniranega kokosovega olja

1 skodelica grobo sesekljanih surovih mandljev

1 skodelica surovih orehov makadamije

1 skodelica surovih oluščenih pistacij

½ skodelice nesladkanega kokosovega čipsa

¼ skodelice posušenih, nežveplanih marelic, sesekljanih

2 žlici posušenih, suhih, nežveplanih, nesladkanih fig

2 žlici nežveplanih, nesladkanih zlatih rozin

Nesladkano mandljevo ali kokosovo mleko

1. Pečico segrejte na 325°F. V majhni kozici segrejte pomarančni sok do vrenja. Dodajte rezine ingverja. Nežno dušite, nepokrito, približno 5 minut ali dokler se ne zmanjša na približno ⅓ skodelice. Odstranite z ognja; dodajte liste zelenega čaja. Pokrijte in pustite stati 4 minute. Mešanico pomarančnega soka precedite skozi fino sito. Zavrzite čajne liste in rezine ingverja. Dodajte kokosovo olje mešanici vročega pomarančnega soka in mešajte, dokler se ne stopi. V veliki skledi zmešajte mandlje, makadamije in

pistacije. Dodajte mešanico pomarančnega soka; vrzi na pokritje. Enakomerno razporedimo po velikem pekaču.

2. Pecite nepokrito 15 minut, polovico časa pečenja premešajte. Dodajte kokosove sekance; zmes premešamo in razporedimo v enakomerno plast. Pecite približno 12 do 15 minut dlje ali dokler oreščki niso praženi in zlati, enkrat premešajte. Dodajte marelice, fige in rozine; mešajte, dokler se dobro ne združi. Granolo razporedite po velikem kosu folije ali čistem pekaču; popolnoma ohladi. Postrezite z mandljevim ali kokosovim mlekom.

Shranjevanje: granolo postavite v nepredušno posodo; hranite pri sobni temperaturi do 2 tedna ali v zamrzovalniku do 3 mesece.

BRESKVE IN JAGODIČEVJE, DUŠENE S POPEČENIM KOKOSOM IN MANDLJI

USPOSABLJANJE:20 minut Peka: 1 ura Kuhanje: 10 minut Naredi: 4 do 6 obrokov

PRIHRANITE TO ZA SEZONO BRESKEV— VEČINOMA KONEC JULIJA, AVGUSTA IN V ZAČETKU SEPTEMBRA V VEČJEM DELU DRŽAVE — KO SO BRESKVE NAJSLAJŠE IN NAJSOČNEJŠE. TO JE ODLIČEN ZAJTRK, LAHKO PA GA UŽIVATE TUDI KOT SLADICO

6 zrelih breskev

½ skodelice posušenih nesladkanih, nežveplanih breskev, drobno sesekljanih*

¾ skodelice svežega pomarančnega soka

¼ skodelice nerafiniranega kokosovega olja

½ čajne žličke mletega cimeta

1 skodelica nesladkanih kokosovih kosmičev

1 skodelica grobo sesekljanih surovih mandljev

¼ skodelice surovih, nesoljenih sončničnih semen

1 žlica svežega limoninega soka

1 vanilijev strok, razdrobljena in postrgana semena

1 skodelica grobo sesekljanih malin, borovnic, robid in/ali jagod

1. V veliki ponvi zavrite 8 skodelic vode. Z ostrim nožem zarežite plitek X na dnu vsake breskve. Breskvi, po dve naenkrat, potopite v vrelo vodo za 30 do 60 sekund ali dokler lupine ne začnejo cepiti. Z žlico z režami prenesite breskve v veliko skledo z ledeno vodo. Ko je dovolj ohlajen za rokovanje, z nožem ali prsti odluščite kožo; zavrzite kože. Breskve narežemo na rezine, koščice pa zavržemo; dati na stran.

2. Pečico segrejte na 250°F. Velik pekač obložimo s peki papirjem. V kuhinjskem robotu ali mešalniku zmešajte 1 skodelico rezin breskev, posušene breskve, ¼ skodelice pomarančnega soka,

kokosovo olje in cimet. Pokrijte in obdelajte ali mešajte, dokler ni gladka; dati na stran.

3. V veliki skledi zmešajte kokosove kosmiče, mandlje in sončnična semena. Dodajte mešanico breskev. Vrzite, da pokrijete. Mešanico oreškov prenesite na pripravljen pekač in enakomerno porazdelite. Pecite 60 do 75 minut oziroma dokler niso suhi in hrustljavi, občasno premešajte. (Pazite, da se ne opečete; zmes bo, ko se ohladi, bolj hrustljava.)

4. Medtem dajte preostale rezine breskev v srednje veliko ponev. Vmešajte preostali ½ skodelice pomarančnega soka, limonin sok in stržen vanilijev strok (s semeni). Na zmernem ognju med občasnim mešanjem zavremo. Zmanjšajte toploto na nizko; dušite nepokrito 10 do 15 minut ali dokler se ne zgosti, občasno premešajte. Odstranite vanilijev strok. Zmešajte jagode. Kuhajte 3 do 4 minute ali samo toliko časa, da se jagode segrejejo.

5. Za serviranje v sklede naložimo dušene breskve. Vsako porcijo potresemo z mešanico oreščkov.

*Opomba: Če ne najdete posušenih nežveplanih breskev, lahko namesto njih uporabite ⅓ skodelice sesekljanih posušenih nežveplanih marelic.

SMUTIJI Z JAGODAMI IN MANGOM

USPOSABLJANJE:15 minut kuhanja: 30 minut Naredi: 4 porcije (približno 8 unč).

PESA V TEJ PIJAČI ZA ZAJTRKDAJE MU DODATEK VITAMINOV IN MINERALOV TER ČUDOVIT ODTENEK RDEČE. JAJČNI BELJAK V

PRAHU ZAGOTAVLJA BELJAKOVINE IN SE VMEŠA MED MEŠANJEM PIJAČE ZA LAŽJI, BOLJ PENAST SMOOTHIE.

1 srednja rdeča pesa, olupljena in na četrtine narezana (približno 4 unče)
2½ skodelice svežih oluščenih jagod
1½ skodelice nesladkanih zamrznjenih koščkov manga*
1¼ skodelice nesladkanega kokosovega mleka ali mandljevega mleka
¼ skodelice nesladkanega soka granatnega jabolka
¼ skodelice nesoljenega mandljevega masla
2 žlički jajčnega beljaka v prahu

1. V srednje veliki ponvi kuhajte peso, pokrito, v majhni količini vrele vode 30 do 40 minut** ali dokler ni zelo mehka. Peso odcedimo; peso prelijemo s hladno vodo, da se hitro ohladi. Dobro odcedite.

2. V mešalniku zmešajte peso, jagode, koščke manga, kokosovo mleko, sok granatnega jabolka in mandljevo maslo. Pokrijte in mešajte, dokler ni gladko, pri čemer se po potrebi ustavite in strgajte po straneh mešalnika. Dodamo jajčni beljak v prahu. Pokrijte in mešajte, dokler se ne združi.

*Opomba: Če želite zamrzniti sveže koščke manga, razporedite narezane mange v eno plast v pekač velikosti 15×10×1 palcev, obložen s povoščenim papirjem. Rahlo pokrijte in zamrzujte za nekaj ur ali dokler ni zelo čvrsta. Zamrznjene koščke manga prenesite v nepredušno posodo; zamrzniti do 3 mesece.

**Opomba: peso lahko kuhamo do 3 dni vnaprej. Peso popolnoma ohladimo. Shranjujte v tesno zaprti posodi v hladilniku.

PODATKOVNI PRETRESI

OD ZAČETKA DO KONCA: 10 minut pomeni: 2 porciji (približno 8 unč).

TO JE PALEO INTERPRETACIJAKREMASTI DATLJEVI ŠEJKI, OBIČAJNO PRIPRAVLJENI S SLADOLEDOM, KI SO V JUŽNI KALIFORNIJI PRILJUBLJENI ŽE OD LETA 1930. Z DATLJI, ZAMRZNJENIMI BANANAMI, MANDLJEVIM MASLOM, MANDLJEVIM MLEKOM IN JAJČNIM BELJAKOM V PRAHU JE TA RAZLIČICA ZAGOTOVO BOLJ HRANLJIVA. ZA ČOKOLADNO RAZLIČICO DODAJTE 1 ŽLICO NESLADKANEGA KAKAVA V PRAHU.

⅓ skodelice izkoščičenih datljev Medjool
1 skodelica nesladkanega mandljevega ali kokosovega mleka (po želji z vanilijo)
1 zrela banana, zamrznjena in narezana
2 žlici mandljevega masla
1 žlica jajčnega beljaka v prahu
1 žlica nesladkanega kakava v prahu (neobvezno)
½ čajne žličke svežega limoninega soka
⅛ do ¼ čajne žličke mletega muškatnega oreščka*

1. V majhni skledi zmešajte datlje in ½ skodelice vode. Pecite v mikrovalovni pečici na visoki temperaturi 30 sekund ali dokler se datlji ne zmehčajo; odcedite vodo.

2. V mešalniku zmešajte datlje, mandljevo mleko, rezine banane, mandljevo maslo, jajčni beljak v prahu, kakav v prahu (če ga uporabljate), limonin sok in muškatni orešček. Pokrijte in mešajte do gladkega.

*Nasvet: če uporabljate kakav v prahu, uporabite ¼ čajne žličke mletega muškatnega oreščka.

JALAPEÑO POPPERS, POLNJENI S CHORIZOM

USPOSABLJANJE: 30 minut peke: 25 minut naredi: 12 predjedi

PRELIV KREME IZ INDIJSKIH OREŠČKOV S KORIANDROM IN LIMONOOHLADITE OGENJ TEH PIKANTNIH PRIGRIZKOV. ZA BLAŽJI OKUS ZAMENJAJTE JALAPEÑOS S 6 MINIATURNIMI SLADKIMI PAPRIKAMI, OLUŠČENIMI, SEMENI IN PREPOLOVLJENIMI NAVPIČNO.

- 2 žlički ancho čilija v prahu*
- 1½ čajne žličke zmletega česna brez konzervansov
- 1½ čajne žličke mlete kumine
- ¾ čajne žličke posušenega origana
- ¾ čajne žličke mletega koriandra
- ½ čajne žličke črnega popra
- ¼ čajne žličke mletega cimeta
- ⅛ čajne žličke mletih nageljnovih žbic
- 12 unč mlete svinjine
- 2 žlici rdečega vinskega kisa
- 6 velikih jalapeño paprik, vodoravno prepolovljenih in brez semen** (po možnosti pustite peclje nedotaknjeno)
- ½ skodelice kreme iz indijskih oreščkov (glejte recept)
- 1 žlica drobno sesekljanega svežega koriandra
- 1 čajna žlička drobno naribane limonine lupinice

1. Pečico segrejte na 400°F.

2. Za chorizo v majhni skledi zmešajte čili v prahu, česen, kumino, origano, koriander, črni poper, cimet in nageljnove žbice. Svinjino položite v srednje veliko skledo. Nežno ga razdrobite z rokami. Začimbno mešanico potresemo po svinjini; dodajte kis. Mesno

mešanico nežno premešajte, dokler se začimbe in kis enakomerno ne porazdelijo.

3. Napolnite chorizo na polovice jalapeña, enakomerno razdelite in nežno oblikujte (chorizo se bo med kuhanjem skrčil). Nadevane polovice jalapeña razporedite po velikem obrobljenem pekaču. Pečemo 25 do 30 minut oziroma dokler chorizo ni kuhan.

4. Medtem v majhni skledi zmešajte kremo iz indijskih oreščkov, koriander in limonino lupinico. Pred serviranjem polnjene jalapeñose pokapljajte z mešanico kreme iz indijskih oreščkov.

*Opomba: po želji zamenjajte čili v prahu z 2 žlicama paprike in ¼ čajne žličke mletega kajenskega lista.

**Nasvet: Čilska paprika vsebuje olja, ki lahko opečejo kožo, oči in občutljivo tkivo v nosu. Čim bolj se izogibajte neposrednemu stiku z odrezanimi deli in semeni paprike. Če se z golimi rokami dotaknete katerega od teh delov paprike, si roke temeljito umijte z milom in toplo vodo.

PEČENI GRIŽLJAJI PESE S POMARANČNO-OREHOVIM OBLIVOM

USPOSABLJANJE: 20 minut peke: 40 minut mariniranja: 8 ur naredi: 12 porcij

OREHOVEGA OLJA NIKOLI NE UPORABLJAJTE ZA KUHANJE. PRI SEGREVANJU JE ZARADI VISOKE KONCENTRACIJE POLINENASIČENIH MAŠČOB DOVZETEN ZA OKSIDACIJO IN KVARJENJE, VENDAR JE POPOLNOMA ČUDOVIT ZA UPORABO V JEDEH, KI JIH POSTREŽEMO HLADNE ALI PRI SOBNI TEMPERATURI, KOT JE TA.

- 3 velike pese, narezane in olupljene (približno 1 kilogram)
- 1 žlica oljčnega olja
- ¼ skodelice orehovega olja
- 1½ čajne žličke drobno sesekljane pomarančne lupinice
- ¼ skodelice svežega pomarančnega soka
- 2 žlički svežega limoninega soka
- 2 žlici drobno sesekljanih orehov, praženih*

1. Pečico segrejte na 425°F. Vsako peso narežemo na 8 rezin. (Če je pesa manjša, jo narežite na ½-palčne rezine. Skupaj želite približno 24 rezin.) Peso postavite v 2-litrski pekač; pokapamo z olivnim oljem in premešamo. Skledo pokrijemo s folijo. Pokrito pečemo 20 minut. Vmešajte peso in jo nepokrito pražite še približno 20 minut oziroma dokler se pesa ne zmehča. Naj se malo ohladi.

2. Medtem za marinado v majhni skledi zmešajte orehovo olje, pomarančno lupinico, pomarančni sok in limonin sok. Peso prelijemo z marinado; pokrijte in ohladite 8 ur ali čez noč. Odcedite marinado.

3. Peso damo v servirno skledo in jo potresemo s praženimi orehi. Postrežejo jih s pecivom.

*Namig: orehe popečemo tako, da jih razporedimo po manjšem pekaču. Pecite v pečici pri 350 °F 5 do 10 minut ali dokler rahlo ne porjavi, pri čemer ponev enkrat ali dvakrat stresite. Pazljivo pazite, da se ne zažge.

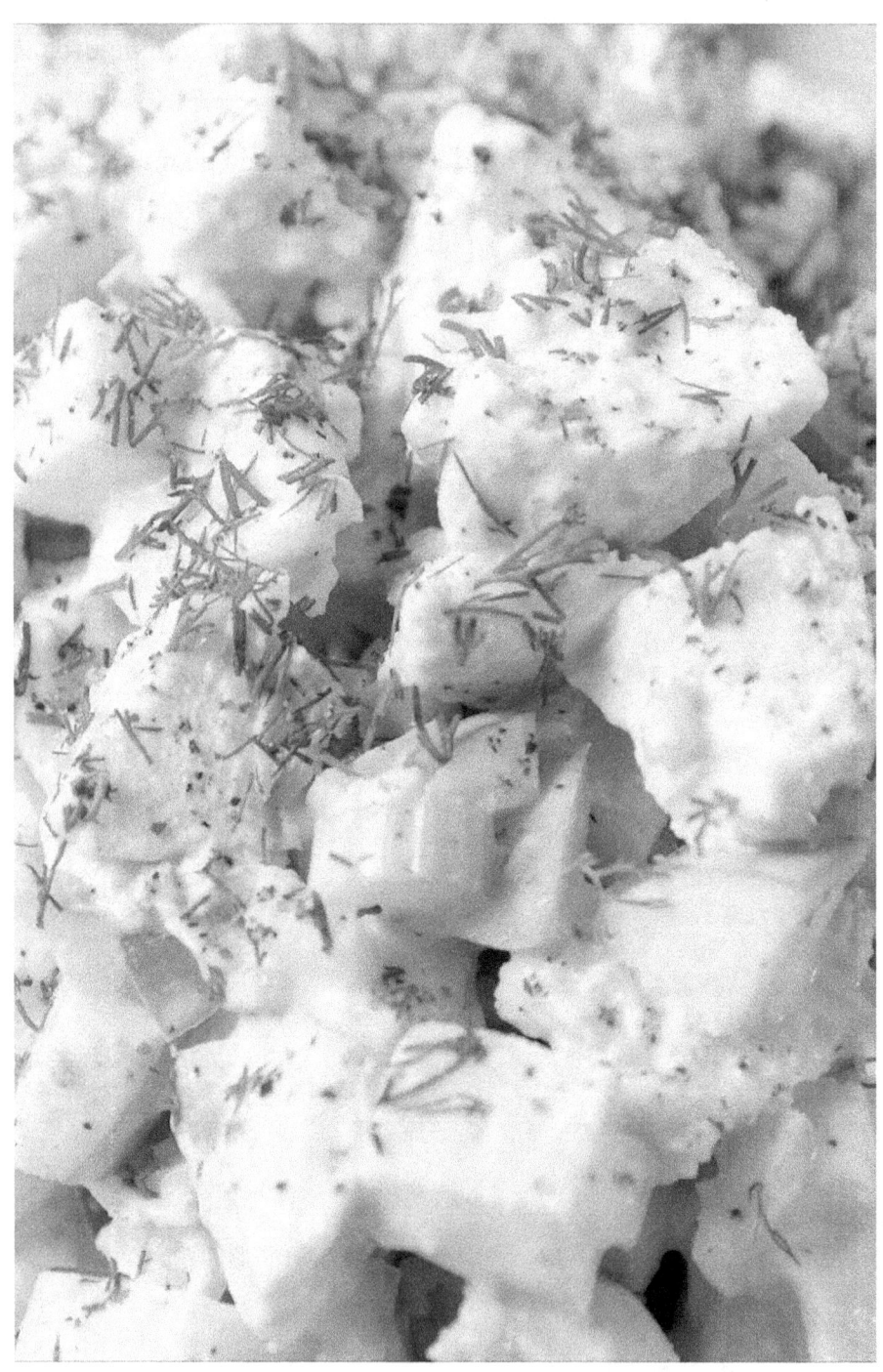

CVETAČNE SKODELICE Z ZELIŠČNIM PESTOM IN JAGNJETINO

USPOSABLJANJE:45 minut kuhanja: 15 minut peke: 10 minut naredi: 6 obrokov

CVETAČNE SKODELICE SO ZELO ENOSTAVNEIN NEŽNO. MORDA BOSTE ŽELELI TE OKUSNE PRIGRIZKE POSTREČI Z VILICAMI, DA LAHKO GOSTJE POJEDO VSE DO ZADNJEGA GRIŽLJAJA – IN OHRANIJO SVOJE MANIRE NEDOTAKNJENE.

- 2 žlici rafiniranega kokosovega olja, stopljenega
- 4 skodelice grobo sesekljane sveže cvetače
- 2 veliki jajci
- ½ skodelice mandljeve moke
- ¼ čajne žličke črnega popra
- 4 čaj
- 12 unč mlete jagnjetine ali mlete svinjine
- 3 stroki česna, sesekljani
- 12 češnjevih ali grozdnih paradižnikov, narezanih na četrtine
- 1 čajna žlička sredozemske začimbe (glejrecept)
- ¾ skodelice tesno pakiranega svežega cilantra
- ½ skodelice tesno pakiranega svežega peteršilja
- ¼ skodelice tesno pakirane sveže mete
- ⅓ skodelice pinjol, opečenih (glejnapitnina)
- ¼ skodelice olivnega olja

1. Pečico segrejte na 425°F. Dna in stranice dvanajstih 2½-palčnih skodelic za mafine namažite s kokosovim oljem. Dati na stran. Cvetačo damo v kuhinjski robot. Pokrijte in mešajte, dokler cvetača ni drobno sesekljana, vendar ne pretlačena. Veliko ponev napolnite z vodo do globine 1 palca; zavrite. Soparnik postavite v ponev nad vodo. Dodajte cvetačo v košaro soparnika. Pokrijte in kuhajte na pari 4 do 5 minut ali dokler se ne zmehča. Odstranite

soparnik za cvetačo iz ponve in ga položite na velik krožnik. Cvetačo malo ohladimo.

2. V veliki skledi z metlico rahlo stepemo jajca. Ohlajeni vmešamo cvetačo, mandljevo moko in poper. Cvetačno mešanico enakomerno razporedite po pripravljenih posodicah za mafine. S prsti in hrbtno stranjo žlice potlačimo cvetačo na dno in stranice skodelic.

3. Pecite cvetačne skodelice 10 do 15 minut ali dokler cvetačne skodelice rahlo ne porjavijo in se središča strdijo. Postavite na rešetko, vendar je ne odstranite iz pekača.

4. Medtem narežite čaje na tanke rezine, tako da je beli spodnji del ločen od zelenega vrha. V veliki ponvi kuhajte jagnjetino, narezano belo česen in česen na srednje močnem ognju, dokler se meso ne skuha, pri čemer mešajte z leseno žlico, da se meso med kuhanjem razdrobi. Odcedite maščobo. Dodajte zelene dele zelenega čaja, paradižnik in sredozemske začimbe. Kuhajte in mešajte 1 minuto. Mešanico jagnjetine enakomerno razporedite po skodelicah cvetače.

5. Za zeliščni pesto v kuhinjskem robotu zmešajte koriander, peteršilj, meto in pinjole. Pokrijte in obdelujte, dokler mešanica ni drobno sesekljana. Ko procesor deluje, počasi dodajajte olje skozi dovodno cev, dokler se mešanica dobro ne premeša.

6. S tankim, ostrim nožem povlecite po robovih skodelic cvetače. Skodelice previdno poberemo iz ponve in preložimo na servirni krožnik. Zeliščni pesto razporedite po skodelicah cvetače.

ŠPINAČNO-ARTIČOKINA POMAKA

OD ZAČETKA DO KONCA: 20 minut pomeni: 6 obrokov

ZDI SE, KOT SKORAJ VSAKA ZABAVAVKLJUČUJE RAZLIČICO POMAKE IZ ŠPINAČE IN ARTIČOK NA MIZI – TOPLO ALI HLADNO – KER JO IMAJO LJUDJE RADI. NA ŽALOST VAM KOMERCIALNE RAZLIČICE – IN CELO VEČINA DOMAČIH RAZLIČIC – NE VRAČAJO RADI. TA SE.

1 žlica ekstra deviškega oljčnega olja
1 skodelica sesekljane sladke čebule
3 stroki česna, sesekljani
19-unčna pločevinka zamrznjenih srčkov artičok, odmrznjenih
¾ skodelice Paleo Mayo (glej recept)
¾ skodelice kreme iz indijskih oreščkov (glejte recept)
½ čajne žličke drobno naribane limonine lupinice
2 žlički svežega limoninega soka
2 čajni žlički dimljenih začimb (glej recept)
2 10-unčni pločevinki zamrznjene špinače, sesekljane, odmrznjene in dobro odcejene
Raznovrstna sesekljana zelenjava, kot so kumare, korenje in sladka rdeča paprika

1. V veliki ponvi na srednjem ognju segrejte oljčno olje. Dodajte čebulo; kuhajte in mešajte približno 5 minut ali dokler ne postane prosojno. Dodajte česen; kuhamo 1 minuto.

2. Medtem dajte odcejene artičoke v kuhinjski robot, opremljen z rezilom sekljalnika/mešalnika. Pokrijte in mešajte, dokler ni drobno sesekljan; dati na stran.

3. V majhni skledi zmešajte paleo majo in kremo iz indijskih oreščkov. Vmešajte limonino lupinico, limonin sok in dimljene začimbe; dati na stran.

4. Mešanici čebule v ponvi dodajte sesekljane artičoke in špinačo. Vmešajte mešanico majoneze; toplote skozi. Postrezite s sesekljano zelenjavo.

AZIJSKE MESNE KROGLICE Z OMAKO IZ ZVEZDASTEGA JANEŽA

USPOSABLJANJE:30 minut Čas kuhanja: 5 minut na serijo Naredi: 8 obrokov

ZA TA RECEPT POTREBUJETESTEBLA IN REBRA IZ 1 ŠOPKA GORČIČNEGA ZELENJA. NAREDITE GA ISTOČASNO KOT SEZAMOV GORČIČNO ZELEN ČIPS (GLEJTE<u>RECEPT</u>) ALI PA ZAČNITE S ŠOPKOM GORČIČNEGA ZELENJA IN SESEKLJAJTE MANJŠE LISTE SKUPAJ S STEBLI IN REBRI ZA MESNE KROGLICE – VEČJE LISTE PA SHRANITE ZA ČESNOVO MEŠANICO ZA HITRO PRILOGO.

Stebla in rebra iz 1 šopka gorčičnega zelenja

1 6-palčni kos svežega ingverja, olupljen in narezan

12 unč mlete svinjine

12 unč mletega purana (temno in belo meso)

½ čajne žličke črnega popra

4 skodelice juhe iz govejih kosti (glej<u>recept</u>) ali nesoljeno govejo juho

2 zvezdasti janež

½ skodelice drobno sesekljane megle

3 žličke drobno sesekljane pomarančne lupine

2 žlici jabolčnega kisa

1 čajna žlička vročega čilijevega olja (glejte<u>recept</u>, spodaj) (neobvezno)

8 zeljnih listov

1 žlica drobno sesekljane megle

2 čajni žlički mlete rdeče paprike

1. Stebla in rebra gorčičnega zelenja grobo nasekljajte; dajte v kuhinjski robot. Pokrijte in obdelajte, dokler ni drobno sesekljan. (Morali bi imeti 2 skodelici.) Postavite v veliko skledo. Narezan ingver položite v kuhinjski robot; pokrijte in obdelajte, dokler se ne sesekija. V skledo dodajte ¼ skodelice mletega ingverja, mleto svinjino, mleto puranje meso in črni poper. Nežno mešajte, dokler

ni dobro združena. Iz mesne mešanice oblikujte 32 mini polpetov, pri čemer uporabite približno 1 žlico mesne mešanice za vsak polpet.

2. Za janeževo omako v srednje veliki ponvi zmešajte 2 žlici prihranjenega mletega ingverja, 2 skodelici juhe iz govejih kosti, 1 zvezdasti janež, ¼ skodelice megle, 2 žlički pomarančne lupinice, jabolčni kis in po želji vroče čilijevo olje. Zavremo; zmanjšajte toploto. Pokrito dušimo, medtem ko se mesne kroglice kuhajo.

3. Medtem v drugi srednji ponvi zmešajte preostali 2 žlici mletega ingverja, 2 skodelici jušne osnove, 1 zvezdasti janež, ¼ skodelice koromača in 1 čajno žličko pomarančne lupinice. Zavremo; dodajte toliko mesnih kroglic, da bodo plavale v tekočini za kuhanje brez gneče. Mesne kroglice kuhajte 5 minut; odstranite z žlico z režami. Kuhane mesne kroglice hranite na toplem v servirni skledi, medtem ko pečete preostale mesne kroglice. Tekočino od kuhanja zavrzite.

4. Odstranite omako za namakanje z ognja. Precedite in zavrzite trdne snovi.

5. Za serviranje položite zeljni list na krožnik za predjed in na vsak list položite 4 mesne kroglice. Prelijemo s pekočo omako; potresemo zeleno čebulo in mleto rdečo papriko.

Vroče čilsko olje: V majhni ponvi segrejte 2 žlici sončničnega olja na srednjem ognju; dodajte 2 žlički zdrobljene rdeče paprike in 2 cela posušena čilija ancho. Kuhajte 1 minuto ali samo toliko časa, da paprika začne cvrčati (ne pustite, da porjavi, sicer boste morali začeti znova). Dodajte ¾ skodelice sončničnega olja; segrevajte, dokler ni vroče. Odstranite z ognja; pustimo, da se ohladi na sobno temperaturo. Olje precedite skozi sito z drobno mrežico; zavrzite čili. Olje hranite v nepredušni posodi ali steklenem kozarcu v hladilniku do 3 tedne.

POLNJENA JAJCA

OD ZAČETKA DO KONCA: 25 minut pomeni: 12 obrokov

ČE SE ODLOČITE ZA VRAŽJA JAJCA Z WASABIJEM, VSEKAKOR POIŠČITE WASABI V PRAHU, KI VSEBUJE SAMO NARAVNE SESTAVINE, BREZ SOLI IN UMETNIH BARVIL. WASABI JE KORENINA, KI JO NARIBAMO IN UPORABLJAMO SVEŽO ALI POSUŠENO IN ZMLETO V PRAH. MEDTEM KO JE 100-ODSTOTNI WASABI V PRAHU TEŽKO NAJTI ZUNAJ JAPONSKE – IN JE ZELO DRAG – SO KOMERCIALNO DOSTOPNI PRAŠKI WASABI, KI VSEBUJEJO SAMO WASABI, HREN IN SUHO GORČICO.

- 6 trdo kuhanih jajc, olupljenih*
- ¼ skodelice Paleo Mayo (glej recept)
- 1 čajna žlička dijonske gorčice (glej recept)
- 1 čajna žlička jabolčnika ali belega vinskega kisa
- ½ čajne žličke črnega popra
- Dimljena paprika ali vejice svežega peteršilja

1. Jajca vodoravno prerežite na pol. Izdolbite rumenjake in jih položite v srednje veliko skledo. Beljake razporedimo po servirnem krožniku.

2. Z vilicami pretlačimo rumenjake. Vmešajte paleo majo, dijonsko gorčico, kis in črni poper. Dobro premešamo.

3. Rumenjakovo mešanico vlijemo v polovico beljaka. Pokrijte in ohladite do serviranja. Okrasite s papriko ali peteršiljem.

Wasabi Deviled Eggs: Pripravite po navodilih, le da izpustite dijonsko gorčico in uporabite ¼ skodelice plus 1 čajno žličko paleo majo. V majhni skledi zmešajte 1 čajno žličko vasabija v prahu in 1 čajno žličko vode, da dobite pasto. V mešanico rumenjakov vmešajte ¼ skodelice na tanko narezanega čaja. Okrasite z narezanim čajem.

Chipotle Deviled Eggs: Pripravite po navodilih, le da v mešanico jajčnih rumenjakov vmešajte ¼ skodelice drobno sesekljanega cilantra, 2 žlici drobno sesekljane rdeče čebule in ½ čajne žličke mletega čipota. Potresemo z dodatno mleto papriko.

Avocado-Ranch Deviled Eggs: Zmanjšajte paleo majo na 2 žlici in izpustite dijonsko gorčico in kis. V mešanico zmešajte ¼ skodelice pretlačenega avokada, 2 žlici sesekljanega svežega drobnjaka, 1 žlico svežega limoninega soka, 1 žlico sesekljanega peteršilja, 1 žličko sesekljanega kopra, ½ žličke čebule v prahu in ¼ žličke česna v prahu. Okrasimo z drobno narezanim drobnjakom.

*Nasvet: če želite trdo skuhati jajca, jih položite v eno plast v veliko ponev. Pokrijte s hladno vodo za 1 cm. Na močnem ognju zavrite. Odstranite z ognja. Pokrijte in pustite stati 15 minut; puščanje Jajca prelijemo s hladno vodo; spet pušča.

OCVRTI ZVITKI IZ JAJČEVCEV IN ROMESCO

USPOSABLJANJE:45 minut peke: 10 minut peke: 15 minut naredi: približno 24 zavitkov

ROMESCO JE TRADICIONALNA ŠPANSKA OMAKAIZ PEČENE SLADKE RDEČE PAPRIKE PASIRANE S PARADIŽNIKOM, OLIVNIM OLJEM, MANDLJI IN ČESNOM. PO TEM RECEPTU DOBITE PRIBLIŽNO 2½ SKODELICE OMAKE. MOREBITNE OSTANKE OMAKE HRANITE V NEPREDUŠNI POSODI V HLADILNIKU DO 1 TEDNA. UPORABITE ZA PEČENO ALI NA ŽARU MESO, PERUTNINO, RIBE ALI ZELENJAVO.

- 3 rdeče paprike, prepolovite, odstranite peclje in semena
- 4 romski paradižniki brez pečk
- 1 jajčevec 1 kg, z odrezanimi konicami
- ½ skodelice ekstra deviškega oljčnega olja
- 1 žlica sredozemske začimbe (glejrecept)
- ¼ skodelice mandljev, opečenih (glejnapitnina)
- 3 žlice praženega česnovega vinaigreta (glejterecept)
- Ekstra deviško olivno olje

1. Za omako romesco segrejte žar tako, da je rešetka za pečico nameščena 4 do 5 palcev od grelnega elementa. Obrobljen pekač obložimo s folijo. Na pripravljen pekač položite papriko s prerezano stranjo navzdol in paradižnik. Pražimo približno 10 minut oziroma dokler lupina ne počrni. Odstranite pekač iz brojlerjev in zavijte zelenjavo v folijo; dati na stran.

2. Zmanjšajte temperaturo pečice na 400°F. Z mandolino ali rezalnikom narežite jajčevce po dolžini na ¼-palčne rezine. (Imeti bi morali približno 12 do 14 rezin.) Dva pekača obložite s folijo; Rezine jajčevcev v eni plasti položite na pripravljene pekače. Obe

strani rezin jajčevcev premažite z olivnim oljem; potresemo z mediteranskimi začimbami. Pecite približno 15 minut ali dokler se ne zmehčajo, rezine pa enkrat obrnite. Kuhane jajčevce odstavimo, da se ohladijo.

3. V kuhinjskem robotu zmešajte papriko in paradižnik na žaru, mandlje in pečen česnov vinaigrette. Pokrijte in predelajte, dokler ni gladka, ter po potrebi dodajte dodatno olivno olje, da dobite gladko omako.

4. Vsako rezino ocvrtega jajčevca namažite s približno 1 čajno žličko romesco omake. Začnite na krajšem koncu pečenih rezin jajčevca, vsako rezino zvijte v spiralo in prečno prerežite na pol. Vsak zvitek pritrdite z lesenim zobotrebcem.

ZELENJAVNO-GOVEJI ZAVITKI

OD ZAČETKA DO KONCA:15 minut naredi: 6 obrokov (12 zavitkov)

TI HRUSTLJAVI ZVITKI SO ŠE POSEBEJ DOBRI NAREJENO IZ OSTANKOV PEČENE GOVEDINE (GLEJ<u>RECEPT</u>). OHLAJANJE MESA PRED REZANJEM POMAGA, DA SE BOLJ ČISTO REŽE, TAKO DA LAHKO DOBITE NAJTANJŠE MOŽNE REZINE GOVEDINE.

 1 majhna rdeča paprika brez pecljev, razpolovljena in brez semen
 2 3-palčna kosa angleške kumare, po dolžini prepolovljena in posejana
 2 3-palčna kosa korenčka, olupljena
 ½ skodelice kalčkov redkvice daikon
 1 kg ostankov goveje pečenke ali drugih ostankov goveje pečenke, ohlajeno
 1 avokado, olupljen, brez pečk in narezan na 12 rezin
 Chimichurri omaka (glej<u>recept</u>)

1. Rdečo papriko, kumaro in korenček narežite na dolge kose v velikosti vžigalice.

2. Govejo pečenko narežite na tanke rezine (potrebovali boste 12 rezin). Po potrebi rezine narežite na kose, velike približno 4 × 2 palca. Za vsak zavitek položite 4 rezine govedine v eni plasti na čisto in suho delovno površino. Na sredino vsakega kosa položite rezino avokada, košček rdeče paprike, košček kumare, košček korenja in nekaj kalčkov. Goveje meso zvijte navzgor in čez zelenjavo. Zavitke položite na pladenj s šivi navzdol (zavitke po potrebi pritrdite z zobotrebci). Ponovite dvakrat, da skupaj naredite 12 zavojev. Postrezite z omako Chimichurri.

GRIŽLJAJI ŠKOLJK IN ENDIVIJA IZ AVOKADA

OD ZAČETKA DO KONCA: 25 minut naredi: 24 predjedi

IZ LISTOV ENDIVIJE SO ODLIČNI ŽLIČNIKI JESTI BREZ VILICE VSE VRSTE NADEVOV. TUKAJ IMAJO CITRUSNO POPRAST OKUS AVOKADA, KI GA DOPOLNJUJEJO HITRO POLNJENE ŠKOLJKE CAJUN. REZULTAT JE HKRATI KREMAST IN HRUSTLJAV, HLADEN IN TOPEL.

- 1 kilogram svežih ali zamrznjenih lovorovih pokrovač
- 1 do 2 čajni žlički začimbe Cajun (glejte recept)
- 24 srednje velikih do velikih listov endivije (3 do 4 glave endivije)*
- 1 zrel avokado, olupljen, brez semen in narezan
- 1 sladka rdeča ali oranžna paprika, drobno sesekljana
- 2 zeleni čebuli, sesekljani
- 2 žlici Bright Citrus Vinaigrette (glejte recept) ali svež limonin sok
- 1 žlica ekstra deviškega oljčnega olja

1. Odtajajte školjke, če so zamrznjene. Pokrovače sperite in posušite s papirnatimi brisačkami. V srednji skledi premešajte pokrovače z začimbo Cajun; dati na stran.

2. Liste endivije razporedite po velikem krožniku. V srednje veliki skledi nežno premešajte avokado, papriko, zeleno čebulo in vinaigrette iz svetlih citrusov. Polagamo ga na liste endivije.

3. V veliki ponvi segrejte oljčno olje na srednje močnem ognju.** Dodajte pokrovače; kuhajte 1 do 2 minuti ali dokler ni neprozorno, pogosto mešajte. Na avokadovo mešanico na liste endivije položite pokrovače. Postrezite takoj ali pokrijte in ohladite do 2 uri. Naredi 24 predjedi.

*Opomba: Manjše liste rezervirajte za sesekljanje in jih stresite v solato.

**Opomba: Lovorove pokrovače imajo nežno teksturo in se med kuhanjem zlahka zlepijo. Dobro začinjena litoželezna ponev ima površino proti prijemanju, ki je odlična izbira za to delo.

ZELIŠČNI ČIPS IZ JURČKOV Z LIMONO AÏOLI

USPOSABLJANJE:10 minut peke: 30 minut hlajenja: 5 minut naredi: 4 do 6 obrokov

NAREDITE JIH SPOMLADI IN JESENI,KO JE OSTRIG V IZOBILJU. POLEG TEGA, DA SO ZELO OKUSNE, OCVRTE Z OLJČNIM OLJEM IN SVEŽIMI ZELIŠČI, SO OSTRIGARJI ODLIČEN VIR BELJAKOVIN – DO 30 % BELJAKOVIN V SUHI TEŽI - IN VSEBUJEJO SPOJINO, IMENOVANO LOVASTATIN, KI LAHKO POMAGA ZNIŽATI RAVEN HOLESTEROLA V KRVI.

1 kilogram ostrigovih gob, s pecljem
2 žlici ekstra deviškega oljčnega olja
3 žlice sveže sesekljanega rožmarina, timijana, žajblja in/ali origana
½ skodelice Paleo Aïoli (majo s česnom) (glej recept)
½ čajne žličke drobno naribane limonine lupinice
1 žlica svežega limoninega soka

1. Pečico segrejte na 400°F. Na velik pekač postavite kovinsko rešetko; dati na stran. V veliki skledi zmešajte gobe, olivno olje in sveža zelišča. Premešajte, da se gobe enakomerno prekrijejo. Gobe v eni plasti razporedite po rešetki v pekaču.

2. Pečemo 30 do 35 minut oziroma dokler gobe ne porjavijo, cvrče in rahlo hrustljavo zapečejo. Pred serviranjem hladite 5 do 10 minut (gobe bodo hrustljave, ko se ohladijo).

3. Za limonin aïoli v majhni skledi zmešajte Paleo Aïoli, limonino lupinico in limonin sok. Postrezite z gobjimi čipsi.

SEKANCI KORENIN

ZAČETEK DO KONCA: 30 MINUT

TA HRUSTLJAVI ČIPS JE VSAKIČPRAV TAKO OKUSNI KOT TISTI, KI JIH KUPITE IZ VREČKE – NE DA BI JIH OCVRLI V POTENCIALNO NEZDRAVEM OLJU (KOT JE KANOLA ALI ŽAFRANIKA) IN ZAČINILI Z DODANO SOLJO. ZAČNITE Z ZELO TANKIMI REZINAMI, DA BODO ČIM BOLJ HRUSTLJAVE.

> Sladki krompir, pesa, pastinak, korenje, repa, pastinak ali rutabagas, olupljeni in olupljeni
>
> Ekstra deviško olivno olje
>
> Mešanica začimb po vaši izbiri (gl<u>recept</u>)

1. Z mandolino ali ostrim kuharskim nožem zelenjavo tanko narežite na 1/16- do 1/32-palčne rezine. Rezine prenesite v skledo z ledeno vodo, medtem ko s površine rezin odstranite škrob.

2. S centrifugo za solato ožemite rezine do suhega (ali jih posušite med papirnatimi ali čistimi bombažnimi brisačami). Krožnik, primeren za mikrovalovno pečico, obložite s papirnato brisačo. Razporedite čim več zelenjavnih rezin, ne da bi se dotikali krožnika. Pokapljamo z olivnim oljem in rahlo potresemo z začimbami.

3. Postavite v mikrovalovno pečico na polno moč 3 minute. Rezine obrnite in segrejte v mikrovalovni pečici na srednjem ognju 2 do 3 minute, pri čemer odstranite rezine, ki začnejo hitro rjaveti. Še naprej kuhajte na zmernem ognju v 1-minutnih intervalih, dokler čips ni hrustljav in rahlo porjavel, pri čemer pazite, da se začimbe ne zažgejo. Pustite, da se kuhan čips ohladi na krožniku, dokler ni popolnoma hrustljav, nato pa ga prestavite v servirno skledo. Ponovite s preostalimi rezinami zelenjave.

GORČIČNO ZELENI ČIPS S SEZAMOVIMI DROBCI

USPOSABLJANJE:10 minut Peka: 20 minut Naredi: 4 do 6 obrokov

TI SO PODOBNI HRUSTLJAVEMU OHROVTOVEMU ČIPSUAMPAK BOLJ OBČUTLJIVO. DA OSTANEJO HRUSTLJAVI, JIH SHRANJUJTE V ZVITIH PAPIRNATIH VREČKAH IN NE V TESNO ZAPRTI POSODI, KI BO OVENILA.

- 1 šopek gorčičnega zelenja, stebla in rebra odstranimo*
- 2 žlici ekstra deviškega oljčnega olja
- 2 čajni žlički belega sezama
- 1 čajna žlička črnega sezama

1. Pečico segrejte na 300°F. Dva pekača velikosti 15×10×1 palcev obložite s pergamentnim papirjem.

2. Gorčično zelenje natrgajte na majhne koščke. V veliki skledi zmešajte zelenjavo in olivno olje. Premešajte in nežno vtrite olje po površini listov. Potresemo s sezamovimi semeni; nežno premešajte na plašč.

3. Gorčične liste v enem sloju razporedite po pripravljenih pekačih. Pečemo približno 20 minut oziroma dokler ne postanejo temni in hrustljavi, ter jih enkrat obrnemo. Postrezite takoj ali čips shranite ohlajen v papirnati vrečki do 3 dni.

*Opomba: stebla in rebra lahko uporabite za pripravo azijskih mesnih kroglic z omako iz zvezdastega janeža (glejte<u>recept</u>).

ZAČINJENI OCVRTI NUGGETS

USPOSABLJANJE: 5 minut peke: 20 minut naredi: 2 skodelici

TO SO SAMO STVARI ZA JESTI KO STE LAČNI IN SREDI PRIPRAVE VEČERJE. PEPITAS SO OLUŠČENA BUČNA SEMENA, VENDAR JIH LAHKO PO ŽELJI NADOMESTITE Z OREŠČKI, KOT SO MANDLJI ALI PEKANI.

1 beljak
2 žlički svežega limoninega soka
1 čajna žlička mlete kumine
½ čajne žličke nesoljenega čilija v prahu
½ čajne žličke dimljene paprike
½ čajne žličke črnega popra
¼ čajne žličke kajenskega popra
¼ čajne žličke mletega cimeta
2 skodelici surovih pepit (oluščenih bučnih semen)

1. Pečico segrejte na 350°F. Pekač obložite s pergamentnim papirjem; dati na stran.

2. V srednje veliki skledi penasto stepite beljak. Dodajte limonin sok, kumino, čili v prahu, papriko, črni poper, kajenski poper in cimet. Stepajte, dokler se dobro ne združi. Dodajte nugget. Mešajte, dokler niso vsi nuggets dobro obloženi. Nugget enakomerno razporedite po pripravljenem pekaču.

3. Pecite približno 20 minut oziroma dokler ne postanejo zlate in hrustljave, ob pogostem mešanju. Ko so nuggets še topli, ločimo morebitne grudice.

4. Povsem ohladite. Shranjujte v nepredušni posodi pri sobni temperaturi do 1 tedna.

ZELIŠČA-CHIPOTLE OREHI

USPOSABLJANJE: 10 minut Peka: 12 minut Naredi: 4 do 6 obrokov (2 skodelici)

CHIPOTLE ČILI SO POSUŠENI, DIMLJENI JALAPEÑOS. ČEPRAV SO POSTALI ZELO PRILJUBLJENI KOMERCIALNO KONZERVIRANI V ADOBO OMAKI – KI VSEBUJE SLADKOR, SOL IN SOJINO OLJE – V SVOJI NAJČISTEJŠI OBLIKI NI NOBENE DRUGE SESTAVINE RAZEN SAMEGA ČILIJA. HRANI DAJEJO ČUDOVIT, PEKOČ, DIMLJEN OKUS.

- 1 beljak
- 2 žlici ekstra deviškega oljčnega olja
- 2 žlički sveže sesekljanega timijana
- 1 čajna žlička sveže sesekljanega rožmarina
- 1 čajna žlička mletega popra
- 1 čajna žlička drobno sesekljane pomarančne lupine
- 2 skodelici celih neslanih oreščkov (mandlji, pekan orehi, orehi in/ali indijski oreščki)

1. Pečico segrejte na 350°F. Pekač velikosti 15 × 10 × 1 palca obložite s folijo; ponev odstavimo.

2. V srednje veliki skledi penasto stepite beljak. Dodamo olivno olje, timijan, rožmarin, mleto papriko in pomarančno lupinico. Stepajte, dokler se ne združi. Dodamo orehe in premešamo. V pripravljen pekač razporedite orehe v eni plasti.

3. Pecite 20 minut ali dokler oreščki niso zlato rjavi in hrustljavi, ob pogostem mešanju. Še tople ločite morebitne grudice. Povsem ohladite.

4. Shranjujte v nepredušni posodi pri sobni temperaturi do 1 tedna.

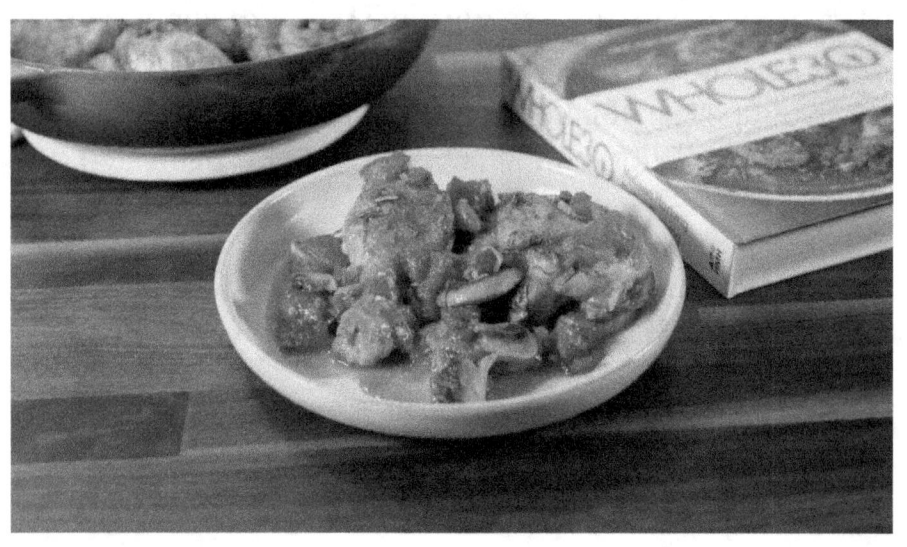

PEČENA RDEČA PAPRIKA "HUMMUS" Z ZELENJAVO

USPOSABLJANJE:20 minut zrezek: 20 minut stati: 15 minut naredi: 4 porcije

ČE VAM JE VŠEČ, LAHKOTO SLANO KOPEL DO 3 DNI VNAPREJ. PRIPRAVITE, KOT JE NAVEDENO V 2. KORAKU, NATO PRENESITE V SERVIRNO SKLEDO. POKRIJTE IN HRANITE V HLADILNIKU DO 2 DNI. TIK PRED SERVIRANJEM VMEŠAJTE PETERŠILJ.

1 srednje velika rdeča paprika, brez semen in na četrtine

3 stroki česna, olupljeni

¼ čajne žličke ekstra deviškega oljčnega olja

½ skodelice narezanih mandljev

3 žlice pinjol

2 žlici masla iz pinjol (glej<u>recept</u>)

1 čajna žlička drobno sesekljane limonine lupinice

2 do 3 žlice svežega limoninega soka

¼ skodelice sesekljanega svežega peteršilja

Sveži zelenjavni palčki (korenje, sladka paprika, kumare, zelena in/ali bučke)

1. Pečico segrejte na 425°F. Manjši pekač obložimo s folijo; četrtine paprike s prerezano stranjo navzdol položite na folijo. Na majhen kos folije položite stroke česna; pokapljamo z oljčnim oljem. Okoli strokov česna ovijte folijo. V ponev s četrtinami paprike položite zavitek česna. Papriko in česen pražite 20 do 25 minut oziroma dokler papriki ne zogleneta in zelo mehka. Česen postavite na rešetko, da se ohladi. Prinesite folijo okoli četrtin paprike in zložite robovc, da se zaprejo. Pustite stati približno 15 minut ali dokler se dovolj ne ohladi, da ga lahko obvladate. Z ostrim nožem zrahljajte robove olupkov paprike; nežno povlecite kožo v trakove in zavrzite.

2. Medtem v majhni ponvi na srednjem ognju pražite pinjole 3 do 5 minut ali dokler niso rahlo popečeni. Rahlo se ohladi.

3. Popražene orehe prestavimo v kuhinjski robot. Pokrijte in obdelajte, dokler ni drobno sesekljan. Dodamo četrtine paprike, stroke česna, maslo iz pinjol, limonino lupinico in limonin sok. Pokrijte in obdelajte, dokler ni zelo gladka, pri čemer občasno nehajte strgati po stenah sklede.

4. Mešanico oreščkov prenesite v servirno skledo; vmešamo peteršilj. Postrezite s svežo zelenjavo za pomakanje.

LEDENI ČAJ Z INGVERJEM IN HIBISKUSOM

USPOSABLJANJE:10 minut stoji: 20 minut Naredi: 6 obrokov (8 unč).

POSUŠENI CVETOVI HIBISKUSA IMAJO ZELO HLADILNI UČINEK,ČAJ Z OSTRIM OKUSOM, PRILJUBLJEN V MEHIKI IN DRUGIH DELIH SVETA. INGVERJEV NAMAZ JI DA MALO SIJAJA. ŠTUDIJE SO POKAZALE, DA JE HIBISKUS KORISTEN ZA VZDRŽEVANJE ZDRAVEGA KRVNEGA TLAKA IN HOLESTEROLA – IN IMA ZELO VELIKO VITAMINA C.

   6 skodelic hladne vode
   1 skodelica nerezanih, posušenih cvetov hibiskusa (jamajški cvet)
   2 žlici sveže naribanega olupljenega ingverja
   Ledene kocke
   Rezine pomaranče in limete

1. Zavrite 2 skodelici vode. V veliki skledi zmešajte cvetove hibiskusa in ingver. Mešanico hibiskusa prelijemo z vrelo vodo; pokrijte in pustite stati 20 minut.

2. Mešanico precedite skozi sito z drobnimi odprtinami v velik vrč. Zavrzite trdne snovi. Dodajte preostale 4 skodelice hladne vode; Dobro premešamo.

3. Čaj postrezite v visokih kozarcih nad ledom. Okrasite z rezinami pomaranče in limete.

JAGODA-MELONA LUBENICA-META AGUA FRESCA

OD ZAČETKA DO KONCA: 20 minut naredi: približno 8 obrokov (10 skodelic)

AGUA FRESCA POMENI "SLADKA VODA" V ŠPANŠČINI, IN ČE LAHKO IZBOLJŠATE VODO ZA OSVEŽITEV, TJ. VEČINA AGUA FRESCA VSEBUJE DODAN SLADKOR SKUPAJ S SADJEM, VENDAR SE ZANAŠAJO LE NA NARAVNI SLADKOR V SADJU. V VROČEM DNEVU NI NIČ BOLJŠEGA OKUSA - IN SO ODLIČNA BREZALKOHOLNA PIJAČA ZA ZABAVE.

2 kg svežih jagod, olupljenih in prerezanih na pol

3 skodelice narezane melone

6 skodelic hladne vode

1 skodelica svežih listov mete, natrganih

Sok 2 limet in rezine za serviranje

Ledene kocke

Vejice mete

rezine limete

1. V mešalniku zmešajte jagode, melono in 2 skodelici vode. Pokrijte in mešajte do gladkega. Mešanico precedite skozi sito z drobno mrežico v vrč ali velik steklen kozarec. Zavrzite trdne snovi.

2. V mešalniku zmešajte 1 skodelico metinih listov, limetin sok in 1 skodelico vode. Mešanico precedite skozi fino sito v mešanico jagode in melone.

3. Zmešajte 3 skodelice vode. Postrezite takoj ali ohladite do serviranja. Postrezite v visokih kozarcih nad ledom. Okrasite z vejicami mete in rezinami limete.

LUBENICA IN BOROVNICA AGUA FRESCA

USPOSABLJANJE: 20 minut Hlajenje: 2 do 24 ur Naredi: 6 obrokov

SADNI PIRE ZA TO PIJAČO LAHKO V HLADILNIKU OD 2 DO 24 UR. MALO SE RAZLIKUJE OD NEKATERIH AGUA FRESCAS, SAJ IMA PENEČO VODO, POMEŠANO S SADJEM, ZA GAZIRANO PIJAČO. PREPRIČAJTE SE, DA KUPUJETE NARAVNO GAZIRANO MINERALNO VODO, NE "PENEČE" VODE ALI SODA VODE, KI VSEBUJE VELIKO NATRIJA.

6 skodelic narezane lubenice brez pečk
1 skodelica svežih borovnic
¼ skodelice pakiranih svežih listov mete
¼ skodelice svežega limoninega soka
12 unč naravno gazirane mineralne vode, ohlajene
Ledene kocke
Metini listi
Rezine limete

1. V mešalniku ali kuhinjskem robotu zmešajte kocke lubenice, borovnice, ¼ skodelice mete in limonin sok, po potrebi delajte v serijah. Pire do gladkega. Pretlačeno sadje hranite v hladilniku 2 do 24 ur.

2. Za serviranje v mešanico pasiranega sadja vmešajte ohlajeno gazirano vodo. Nalijte v visoke kozarce nad ledom. Okrasite z dodatnimi listi mete in rezinami limete.

KUMARA AGUA FRESCA

USPOSABLJANJE: 15 minut hladno: 1 ura Naredi: 6 obrokov

SVEŽA BAZILIKA IMA OKUS SLADKEGA KORENA KI SE LEPO UJEMA Z VSEMI VRSTAMI SADJA - ŠE POSEBEJ Z JAGODAMI, BRESKVAMI, MARELICAMI IN MELONO.

- 1 velika (angleška) kumara brez semen, olupljena in narezana (približno 2 skodelici)
- 1 skodelica malin
- 2 zreli marelici, izkoščičite in na četrtine narežite
- ¼ skodelice svežega limoninega soka
- 1 žlica sveže sesekljane bazilike
- ½ žličke sveže sesekljanega timijana
- 2 do 3 skodelice vode
- Ledene kocke

1. V mešalniku ali kuhinjskem robotu zmešajte kumare, maline, marelice, limonin sok, baziliko in timijan. Dodajte 2 skodelici vode. Pokrijte in mešajte ali obdelajte, dokler ni gladka. Po želji dodajte še vodo do želene konsistence.

2. V hladilniku vsaj 1 uro ali do 1 tedna. Postrezite v visokih kozarcih nad ledom.

KOKOSOV ČAJ

OD ZAČETKA DO KONCA:25 minut naredi: 5 do 6 obrokov (približno 5½ skodelic)

TA ČAJ NE VSEBUJE ČAJA—SAMO DOBRO ZAČINJENO KOKOSOVO MLEKO IN KANČEK SVEŽEGA POMARANČNEGA SOKA. ZA PENAST PRELIV LAHKO STEPETE DODATNO KOKOSOVO MLEKO IN GA Z ŽLICO PRELIJETE PO VSAKI PORCIJI.

12 celih strokov kardamoma

10 celih zvezdastih janežev

10 celih nageljnovih žbic

2 žlički črnega popra v zrnu

1 čajna žlička celega posušenega pimenta

4 skodelice vode

3 2½-palčne cimetove palčke

2 2 cm dolga in 1 cm široka trakova pomarančne lupine

1 3-palčni kos svežega ingverja, narezan na tanke rezine

½ čajne žličke mletega muškatnega oreščka

1 15-unčna pločevinka polnomastnega kokosovega mleka

½ skodelice svežega pomarančnega soka

2 žlički čistega vanilijevega ekstrakta

1. V električnem mlinčku za začimbe zmešajte stroke kardamoma, zvezdasti janež, nageljnove žbice, poprova zrna in piment. Pulzirajte, dokler ni zelo grobo zmlet. (Ali v veliki plastični vrečki, ki jo je mogoče zapreti, zmešajte stroke kardamoma, zvezdasti janež, nageljnove žbice, poprova zrna in piment. Začimbe grobo zdrobite s kladivom za meso ali dnom močne ponve.) Začimbe prenesite v ponev povprečje.

2. Zdrobljene začimbe v ponvi na srednje nizkem ognju nežno pražite približno 2 minuti ali dokler ne zadišijo, ob pogostem mešanju. Ali gori. Dodajte vodo, cimetove palčke, pomarančno

lupinico, ingver in muškatni oreršček. Zavremo; zmanjšajte toploto. Odkrito kuhajte 15 minut.

3. Dodajte kokosovo mleko, pomarančni sok in vanilijev ekstrakt. Kuhajte, dokler se ne segreje. Precedite skozi fino mrežasto cedilo in takoj postrezite.

POČASI PEČEN GOVEJI FILE

USPOSABLJANJE:10 minut Stoji: 50 minut Pečeno: 1 ura 45 minut Naredi: 8 do 10 obrokov

TO JE ZREZEK ZA POSEBNE PRILOŽNOSTI,BITI PREPRIČAN. ČE GA PUSTIMO STATI PRI SOBNI TEMPERATURI, NAREDIMO DVOJE: OMOGOČIMO, DA ZAČIMBE MESU PRED PEČENJEM DAJO OKUS, POLEG TEGA PA SKRAJŠAMO ČAS PEČENJA, TAKO DA ZREZEK OSTANE ČIM BOLJ MEHAK IN SOČEN. MESO TE KAKOVOSTI NE BI SMELI UŽIVATI BOLJ KOT REDKO. OSTANKE UPORABITE V GOVEJIH ZAVITKIH (GLEJTERECEPT).

> 1 3½ do 4 kg na sredino razrezan goveji file, obrezan in povezan s kuhinjsko vrvico iz 100 % bombaža
>
> Ekstra deviško olivno olje
>
> ½ skodelice sredozemskih začimb (glejrecept)
>
> ½ čajne žličke črnega popra
>
> Oljčno olje s tartufi (neobvezno)

1. Reznice z vseh strani namažite z olivnim oljem in natrite z mediteranskimi začimbami in poprom. Pustite stati pri sobni temperaturi 30 do 60 minut.

2. Pečico segrejte na 450°F z rešetko v spodnji tretjini pečice. Obrobljen pekač obložite s folijo; na pekač položimo rešetko.

3. Meso položimo na rešetko na pekač. Pražimo 15 minut. Pečico znižajte na 250°F. Pecite 1¾ do 2½ ure dlje ali dokler notranja temperatura ne doseže 135°F za srednje pečeno. Odstranite iz pečice; šotor s folijo. Pustite meso stati 20 do 30 minut. Odstranite vrvico. Meso narežite na ⅓-palčne rezine. Po želji meso rahlo pokapljamo s tartufovim oljem.

VIETNAMSKA SOLATA Z REDKO GOVEDINO

USPOSABLJANJE:40 minut zamrzovanje: 45 minut hlajenje: 15 minut mirovanje: 5 minut naredi: 4 porcije

ČEPRAV JE POSTOPEK KUHANJAKER SE MESO ZAČNE V VRELEM ANANASOVEM SOKU, SE KONČA V MEŠANICI LIMETINEGA IN HLADNEGA ANANASOVEGA SOKA. KISLINA V TEH SOKOVIH ŠE NAPREJ »KUHA« MESO BREZ TOPLOTE – PREVEČ KISLINE LAHKO UNIČI OKUS IN MEHKOBO.

GOVEDINA
1 kilogram govejih mišic
4½ skodelice 100% ananasovega soka.
1 skodelica svežega limoninega soka
¼ rdeče čebule, zelo tanko narezane
¼ bele čebule, zelo tanko narezane
½ skodelice čaja, narezanega na tanke rezine
½ skodelice grobo sesekljanega svežega cilantra
½ skodelice grobo sesekljane sveže mete
½ skodelice grobo sesekljane sveže tajske bazilike (glejteOpomba)
Macadamia omaka (glej recept desno)

SOLATA
8 listov solate ledenke
2 žlici sesekljanih indijskih oreščkov, popraženih (glejnapitnina)
1 tajski piščančji file, narezan na zelo tanke rezine (glejnapitnina) (neobvezno)
1 žlica sezamovih semen
Črni poper
Vejice svežega koriandra (neobvezno)
rezine limete (neobvezno)

1. Goveje meso zamrzujte za približno 45 minut ali dokler ni delno zamrznjeno. Meso z zelo ostrim nožem narežemo na kot papir tanke rezine. V veliki kozici segrejte 4 skodelice ananasovega soka do vrenja. Zmanjšajte ogenj, da sok še naprej vre. Govedino v majhnih porcijah kuhamo v kuhalnem soku le nekaj sekund (meso naj bo precej redko). Otresite odvečno tekočino in meso položite v srednje veliko skledo. Meso hladite 15 do 20 minut, da se nekoliko ohladi.

2. Mesu v skledi dodajte 1 skodelico limoninega soka in preostalo ½ skodelice ananasovega soka. Pustite, da se govedina "kuha" v soku na sobni temperaturi 5 do 10 minut oziroma dokler ni kuhana. Meso odcedimo in iztisnemo odvečno tekočino ter prestavimo v večjo skledo. Dodajte rdečo čebulo, belo čebulo, mlado čebulo, koriander, meto in baziliko; premetavanje združiti. Preliv iz makadamije prelijemo z mešanico govejega mesa; vrzi na pokritje.

3. Za sestavljanje solat obložite vsak servirni krožnik z 2 listoma zelene solate. Mešanico govejega mesa razdelite na krožnike, obložene s solato. Potresemo z indijskimi oreščki, tajskim čilijem (po želji), sezamovimi semeni in črnim poprom po okusu. Po želji okrasite z vejicami korianderja in postrezite z rezinami limete.

Omaka iz makadamije: V majhnem kozarcu s tesno prilegajočim pokrovom zmešajte ¼ skodelice olja makadamije, 1 žlico svežega limoninega soka, 1 žlico ananasovega soka in ¼ do ½ čajne žličke mlete rdeče paprike. Pokrijte in dobro pretresite.

DUŠENI MEHIŠKI PRSI Z MANGOM, DŽIKAMO, ČILIJEM IN SOLATO IZ PRAŽENIH BUČNIH SEMEN

USPOSABLJANJE:20 minut mariniranja: kuhanje čez noč: 3 ure mirovanja: 15 minut naredi: 6 obrokov

BRIZGO ČEZ NOČ MARINIRAMOV MEŠANICI PARADIŽNIKA, CHIPOTLE ČILIJA IN MEHIŠKIH ZAČIMB DAJE NEVERJETEN OKUS IN NEŽNOST. PREPRIČAJTE SE, DA GA MARINIRATE V NEREAKTIVNEM LONCU, NA PRIMER IZ NERJAVEČEGA JEKLA ALI EMAJLIRANEGA LITEGA ŽELEZA. ALUMINIJ REAGIRA S KISLIMI SESTAVINAMI, KOT JE PARADIŽNIK, IN LAHKO USTVARI NEPRIJETEN OKUS – IN JE SLABA IDEJA TUDI IZ ZDRAVSTVENIH RAZLOGOV (GLEJTE"ODSTRANI ALUMINIJ").

PRSNI KOŠ

 1 goveja prsa 3 kg
 2 skodelici goveje kostne juhe (glejrecept) ali nesoljeno govejo juho
 1 15-unčna pločevinka zdrobljenega paradižnika brez dodane soli
 1 skodelica vode
 1 posušen chipotle ali ancho čili poper, sesekljan
 2 žlički mehiške začimbe (glejrecept)

SOLATA

 1 zrel mango, olupljen in brez koščic
 1 jicama, očiščene in narezane na trakove julienne
 3 žlice zelenih bučnih semen, praženih*
 ½ jalapeño, brez semen in drobno sesekljan (glejnapitnina)
 1 do 2 žlici sveže sesekljanega cilantra
 3 žlice svežega limoninega soka
 1 žlica ekstra deviškega oljčnega olja

rezine limete

1. Odrežite odvečno maščobo s prsi. Postavite v nizozemsko pečico iz nerjavečega jekla ali emajlirano pečico. Dodamo govejo kostno juho, nestisnjen paradižnik, vodo, papriko in mehiške začimbe. Pokrijte in hladite čez noč.

2. Nizozemsko pečico postavite na visoko temperaturo; zavrite. Zmanjšajte ogenj in pokrito kuhajte 3 do 3 ure in pol ali dokler se ne zmehča. Odstranite iz pečice, odkrijte in pustite stati 15 minut.

3. Medtem za solato narežite olupljen mango na ¼ palca debele rezine. Vsako rezino narežite na 3 trakove. V srednji skledi zmešajte mango, jicama, bučna semena, jalapeño in koriander. V manjši skledi zmešamo limonin sok in olivno olje; dodajte v solato in premešajte; dati na stran.

4. Meso prestavimo na desko za rezanje; porežite meso počez. Po želji meso pokapamo z malo soka od kuhanja. Meso postrežemo s solato. Okrasite z rezinami limete.

*Namig: Če želite popeči drobno sesekljana semena in oreščke, jih stresite v majhno, suho ponev in na zmernem ognju segrevajte do zlate barve. Pogosto mešajte, da se ne zažge.

RIMSKI ZAVITKI Z NAREZANIMI GOVEJIMI PRSI IN SVEŽO RDEČO HARISSO DE CHILE

USPOSABLJANJE:20 minut pečenja: 4 ure mirovanja: 15 minut naredi: 6 do 8 obrokov

HARISSA JE PEKOČA OMAKAIZ TUNIZIJE, KI SE UPORABLJA KOT ZAČIMBA ZA MESO IN RIBE NA ŽARU TER V ENOLONČNICAH KOT ZAČIMBA. VSAK KUHAR IMA SVOJO RAZLIČICO, A POLEG ČILIJEV SKORAJ VEDNO VSEBUJE KUMINO, KUMINO, ČESEN, KORIANDER IN OLIVNO OLJE.

PRSNI KOŠ

1 3 do 3 ½ funtov govejih prsi

2 čajni žlički mletega popra

1 čajna žlička česna v prahu

1 čajna žlička čebule v prahu

1 čajna žlička mlete kumine

¼ skodelice ekstra deviškega oljčnega olja

1 skodelica juhe iz govejih kosti (glej recept) ali nesoljeno govejo juho

HARISA

1 čajna žlička koriandrovih semen

1 čajna žlička kuminovih semen

½ žličke kuminovih semen

8 do 10 rdečih čilijev Fresno, rdečih čilijev Anaheim ali rdečih jalapenov, brez pecljev, semen (po želji) in narezanih (glejte napitnina)

3 stroki česna, sesekljani

Listi rimske solate

1. Pečico segrejte na 300°F. Odrežite odvečno maščobo s prsi. V majhni skledi zmešajte mlet ancho čili poper, česen v prahu,

čebulo v prahu in kumino. Začimbno mešanico potresemo po mesu; vtrite v meso.

2. V 5- do 6-litrski nizozemski pečici segrejte 1 žlico oljčnega olja na srednje močnem ognju. Prsi na obeh straneh popečemo na vročem olju; nizozemsko pečico odstranite z vročine. Prilijemo govejo kostno juho. Pokrijte in pecite 4 do 4 1/2 ure ali dokler se meso ne zmehča.

3. Medtem za harisso v majhni ponvi zmešajte semena koriandra, semena kumine in semena kumine. Ponev pristavimo na srednji ogenj. Semena pražite približno 5 minut ali dokler ne zadišijo, ponev pogosto stresajte; pustite, da se ohladi. Pražena semena zmeljemo z mlinčkom za začimbe ali terilnikom. V kuhinjskem robotu zmešajte mešanico mletih semen, sveže čilije, česen in preostale 3 žlice oljčnega olja. Postopek do gladkega. Prenesite v skledo; pokrijte in ohladite vsaj 1 uro.

4. Odstranite nizozemsko pečico iz pečice. Pustite stati 15 minut. Meso prenesite na desko za rezanje; porežite meso počez. Položimo na servirni krožnik in pokapljamo z malo tekočine od kuhanja. Za serviranje napolnite romaine liste z narezanimi prsi; vrh s harisso.

OKROGLO OKO V ZELIŠČNI SKORJICI S KORENINSKIM PIREJEM IN PAN OMAKO

USPOSABLJANJE:25 minut kuhanja: 25 minut pečenja: 40 minut mirovanja: 10 minut naredi: 6 obrokov

PREPRIČAJTE SE, DA JIH VSE SHRANITEVODE ZA KUHANJE, KO ZELENJAVO ODCEDIŠ. PRIHRANJENO VODO UPORABIMO TAKO V KORENINSKEM PIREJU KOT V MESNI OMAKI.

ZREZEK

½ skodelice tesno zloženih svežih listov peteršilja

¼ skodelice sveže sesekljanega timijana

1 žlica mletega črnega popra

2 žlički drobno sesekljane limonine lupine

4 stroki česna, olupljeni

4 žlice ekstra deviškega oljčnega olja

1 3-kilogramsko oko okroglega zrezka

2 žlici dijonske gorčice (glejrecept)

PAN OMAKA

1 skodelica sesekljane čebule

1 skodelica narezanih gob

1 lovorjev list

¼ skodelice suhega rdečega vina

1 skodelica juhe iz govejih kosti (glejrecept) ali nesoljeno govejo juho

1 žlica ekstra deviškega oljčnega olja

2 žlički šerija ali balzamičnega kisa

1 recept za koreninski pire (glejrecept, nižje)

1. Rešetko postavite v spodnjo tretjino pečice. Pečico segrejte na 400°F. V kuhinjskem robotu zmešajte peteršilj, timijan, poper,

limonino lupinico, stroke česna in 2 žlici olivnega olja. Pulzirajte, dokler česen ni grobo sesekljan. Česnovo mešanico odstavite.

2. V srednje veliki ali zelo veliki ponvi, odporni na pečico, segrejte preostali 2 žlici oljčnega olja na srednje močnem ognju. Dodajte zrezek in pražite, dokler ne porjavi z vseh strani, približno 4 minute na stran. Odstranite zrezek iz ponve; odstranite posodo z gorilnika. Zrezek namažemo z gorčico po dijonsko. Mešanico česna potresemo po zrezku in pritisnemo, da se prime. Zrezek vrnemo v ponev. Pecite nepokrito 40 do 45 minut ali dokler termometer za meso, vstavljen v sredino zrezka, ne zabeleži 130 °F do 135 °F. Meso prenesite na desko za rezanje; šotor s folijo. Pred rezanjem pustite stati 10 minut.

3. Medtem za omako na kuhalnik pristavimo pekač ali ponev. Segrevajte na srednje močnem ognju. Dodamo čebulo, gobe in lovorjev list; kuhajte in mešajte približno 5 minut ali dokler čebula ne postekleni. Vmešajte vino; kuhajte približno 2 minuti ali dokler vino skoraj ne izhlapi, pri čemer postrgajte porjavele koščke z dna ponve. Dodajte 1 skodelico vode za kuhanje zelenjave in juho iz govejih kosti. Zavremo; zmanjšajte toploto. Kuhajte, nepokrito, dokler se omaka ne zmanjša na približno 1 skodelico, približno 4 minute, občasno premešajte.

4. Precedite omako skozi sito z drobno mrežico v veliko merilno skodelico; zavrzite trdne snovi. V omako stepemo olivno olje in kis. Postrezite govejo pečenko s koreninsko kašo; pokapljamo z omako.

Pasirana korenasta zelenjava: V veliki ponvi zmešajte 3 srednje velika korenja, olupljena in narezana na velike kose; 3 srednji pastinak, očiščen in narezan na velike kose; 2 srednji repi, olupljeni in narezani na velike kose; 1 velik sladki krompir, olupljen in narezan na velike kose; in 2 vejici svežega rožmarina. Prilijemo toliko vode, da prekrije zelenjavo. Zavremo; zmanjšajte toploto. Pokrito dušite 15 do 20 minut oziroma dokler zelenjava ni zelo mehka. Zelenjavo odcedimo, vodo od kuhanja prihranimo. Rožmarin zavrzite. Vrnite zelenjavo v ponev. Pretlačite s tlačilko za krompir ali električnim mešalnikom, poškropite z malo vode za kuhanje do želene konsistence (preostalo rastlinsko vodo rezervirajte za omako). Začinimo s kajenskim pekom. Pokrijte in hranite na toplem do serviranja.

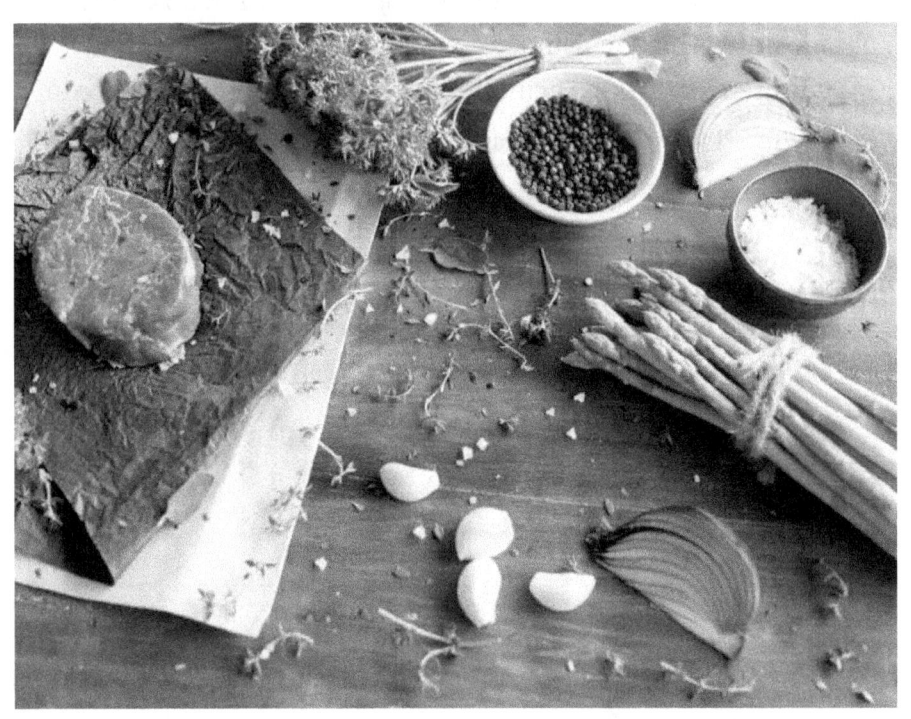

GOVEJE-ZELENJAVNA JUHA S PESTOM IZ PEČENE RDEČE PAPRIKE

USPOSABLJANJE:40 minut kuhanja: 1 ura 25 minut stoji: 20 minut naredi: 8 obrokov

DIMLJENA PAPRIKA - IMENOVANA TUDI PIMENTON— JE ŠPANSKA PAPRIKA, NAREJENA S SUŠENJEM PAPRIKE NA DIMLJENEM HRASTOVEM OGNJU, KAR JI DAJE NEVERJETEN OKUS. NA VOLJO JE V TREH RAZLIČICAH - SLADKO IN BLAGO (SLADKO), SREDNJE PEKOČE (SLADKO-KISLO) IN PEKOČE (PIKANTNO). IZBERITE PO SVOJEM OKUSU.

- 1 žlica ekstra deviškega oljčnega olja
- 2 funta pečene govedine brez kosti, očiščene odvečne maščobe in narezane na 1-palčne kocke
- 1 skodelica sesekljane čebule
- 1 skodelica narezanega korenja
- 1 skodelica narezane zelene
- 1 skodelica narezanega pastinaka
- 1 skodelica narezanih svežih gob
- ½ skodelice narezane repe
- ½ čajne žličke dimljene paprike
- ½ čajne žličke zdrobljenega posušenega rožmarina
- ½ žličke mlete rdeče paprike
- ½ skodelice suhega rdečega vina
- 8 skodelic goveje kostne juhe (glej<u>recept</u>) ali nesoljeno govejo juho
- 2 skodelici narezanih svežih paradižnikov
- 1 lovorjev list
- 1 skodelica na kocke narezanega sladkega krompirja ali olupljene buče
- 2 skodelici narezanih ohrovtovih listov ali zelenega zelja
- ¾ skodelice narezane bučke ali rumene poletne buče
- ¾ skodelice sesekljanih špargljev
- ¾ skodelice zelo majhnih cvetov cvetače

Pesto z rdečo papriko (glej recept, nižje)

1. V 6- do 8-litrski nizozemski pečici segrejte oljčno olje na srednje močnem ognju. Dodajte polovico govejega mesa na vroče olje v ponvi; kuhajte 5 do 6 minut ali dokler dobro ne porjavi z vseh strani. Govedino odstranite iz ponve. Ponovite s preostalo govedino. Prilagodite toploto, kot je potrebno, da preprečite, da bi se zapečeni koščki na dnu lonca zažgali.

2. Dodajte čebulo, korenje, zeleno, pastinak, gobe in repo v nizozemsko pečico. Ogenj zmanjšajte na srednje. Kuhajte in mešajte 7 do 8 minut ali dokler zelenjava ni hrustljava in mehka, postrgajte porjavele koščke z leseno žlico. Dodamo papriko, rožmarin in mleto rdečo papriko; kuhamo in mešamo 1 minuto. Vmešajte vino; vreti, dokler skoraj ne izpari. Dodamo govejo kostno juho, paradižnik, lovorov list in popečeno govedino ter morebitne nabrane sokove. Zavremo; zmanjšajte toploto. Pokrito dušite približno 1 uro ali dokler se govedina in zelenjava ne zmehčata. Vmešajte sladki krompir in ohrovt; vreti 20 minut. Dodajte bučke, šparglje in cvetačo; kuhajte približno 5 minut ali samo dokler ne postane hrustljavo.

3. Za serviranje juho nalijte v servirne sklede in prelijte z malo pesta rdeče paprike.

Pesto iz rdeče paprike: Predgrejte žar z rešetko za pečico, nameščeno v zgornji tretjini pečice. Na pekač, obložen s folijo, položite 3 sladke rdeče paprike. Površine paprike natrite z 1 žlico ekstra deviškega oljčnega olja. Papriko pečemo 10 do 15 minut oziroma toliko časa, da kožica potemni in postane mehurjasta ter se paprika zmehča, na polovici pečenja pa jo obrnemo. Papriko prenesite v veliko skledo. Skledo pokrijte s plastično folijo. Pustite stati približno 20 minut ali dokler se ne ohladi. Papriki odstranite semena, stebla in kožo ter jo zavrzite. Papriko narežemo na koščke. V kuhinjskem robotu pretlačite ½ skodelice svežih peteršiljevih listov, ¼ skodelice narezanih mandljev in 3 stroke česna, dokler niso drobno sesekljani. Dodamo pečeno papriko, 2 žlici ekstra deviškega oljčnega olja, 1 žlica drobno sesekljane pomarančne lupinice, 2 žlički balzamičnega ali šerijevega kisa ter paprika in kajenska paprika po okusu. Pulzirajte, dokler ni drobno sesekljan, vendar ne tekoč. Po potrebi dodajte še 1 žlico olivnega olja, da dosežete želeno gostoto. Prenesite v nepredušno posodo. Pokrijte in ohladite do serviranja.

POČASI KUHANA SLADKA IN SLANA GOVEJA ENOLONČNICA

USPOSABLJANJE:25 minut kuhanja: 6 minut mirovanja: 10 minut počasnega kuhanja: 9 ur (nizko) ali 4 ure in pol (močno) + 15 minut (visoko) naredi: 4 porcije

SLADKOST V TEJ MOČNI ENOLONČNICIIZVIRA IZ MAJHNE KOLIČINE SUHIH MARELIC IN SUHIH ČEŠENJ. POIŠČITE NEŽVEPLANO IN NESLADKANO SUHO SADJE NA KATERI KOLI TRŽNICI, KI PRODAJA POLNOVREDNA ŽIVILA.

- 1½ kilograma zrezka iz plečk ali govejega zrezka brez kosti
- 2 žlici rafiniranega kokosovega olja
- 1 skodelica vrele vode
- ½ skodelice posušenih gob šitake
- 1 skodelica olupljene ali zamrznjene sveže čebule, prepolovljene, če je velika
- 3 srednje velike pastinake, prepolovite po dolžini in prečno narežite na 2-palčne kose
- 3 srednje velike korenčke, prepolovljene po dolžini in prečno narezane na 2-palčne kose
- 6 strokov česna, narezanih na tanke rezine
- 1 lovorjev list
- 1 žlička posušenega žajblja ali timijana ali 1 žlička sesekljanega svežega žajblja ali timijana
- 2½ skodelice juhe iz govejih kosti (glej_recept_) ali nesoljeno govejo juho
- 4 skodelice grobo sesekljane čebulice ali svežega ohrovta, narezanega
- ½ skodelice suhega rdečega vina
- 2 žlici sesekljanih posušenih nežveplanih, nesladkanih marelic
- 2 žlici posušenih nežveplanih, nesladkanih češenj

1. Odrežite maščobo z govedine. Govedino narežite na 1½-palčne kose. V veliki ponvi segrejte 1 žlico kokosovega olja na srednje močnem ognju. Dodajte goveje meso; kuhajte 5 do 7 minut ali dokler ne porjavi, občasno premešajte. Z žlico z režami prenesite

govedino v 3½ ali 4-litrski počasen kuhalnik. Ponovite s preostalim kokosovim oljem in govedino. Po želji postrgajte kaplje iz ponve v pekač za goveje meso.

2. Medtem v majhni skledi zmešajte vrelo vodo in posušene gobe. pokrov; pustite stati 10 minut. Gobe odcedimo, tekočino za namakanje pa pustimo. Izperite gobe; gobe grobo nasekljamo in dodamo v kuhalnik k govedini. Tekočino za namakanje skozi fino mrežasto cedilo vlijemo v počasni kuhalnik.

3. Dodajte čebulo, pastinak, korenje, česen, lovorov list in žajbelj ali posušen timijan (če ga uporabljate). Vse skupaj zalijemo z govejo kostno juho. pokrov; kuhajte na nizki temperaturi 9 do 10 ur ali na visoki temperaturi 4½ do 5 ur.

4. Odstranite in zavrzite lovorjev list. Dodajte blitvo, vino, marelice, češnje in svež žajbelj ali timijan (če ga uporabljate), da zavre na štedilniku. Če uporabljate nizko temperaturo, preklopite na visoko temperaturo. pokrov; kuhamo še 15 minut. Za serviranje prelijemo v tople servirne sklede.

V PONVI OCVRT ZREZEK Z BRSTIČNIM OHROVTOM IN ČEŠNJAMI

USPOSABLJANJE: 20 minut Čas kuhanja: 20 minut pomeni: 4 porcije

3 žlice rafiniranega kokosovega olja
1½ funta brstičnega ohrovta, narezanega in na četrtine
½ skodelice narezane šalotke
1½ skodelice svežih izkoščičenih češenj
1 čajna žlička sveže sesekljanega timijana
1 žlica balzamičnega kisa
1½ kg govejega zrezka
1 žlica sveže sesekljanega rožmarina
2 žlici sveže sesekljanega timijana
½ čajne žličke črnega popra

1. V veliki ponvi na srednjem ognju segrejte 2 žlici kokosovega olja. Dodamo brstični ohrovt in šalotko. Pokrito kuhamo 15 minut, občasno premešamo. Dodajte češnje in timijan ter premešajte, da postrgate morebitne porjavele koščke z dna ponve. Kuhajte brez pokrova približno 5 minut ali dokler brstični ohrovt ne porjavi in postane mehak. Dodajte kis; ponev odstavimo z ognja.

2. Zrezek narežemo na štiri dele; obe strani vsakega zrezka potresemo z rožmarinom, timijanom in poprom. V zelo veliki ponvi segrejte 1 žlico kokosovega olja na srednje močnem ognju. Dodajte zrezke v ponev; kuhajte 8 do 10 minut ali dokler termometer s takojšnjim odčitavanjem ne zabeleži 145 °F za medij, pri čemer na polovici kuhanja enkrat obrnite.

3. Zrezke narežite na tanke rezine in postrezite z brstičnim ohrovtom in češnjami.

AZIJSKA JUHA Z ZREZKI IZ BOKOV

USPOSABLJANJE:35 minut kuhanja: 20 minut Naredi: 6 do 8 obrokov

1½ kg govejega zrezka
2 žlici ekstra deviškega oljčnega olja
1 kilogram gob šitake, oluščenih in narezanih
1 svežrnj zelenega čaja, narezan na tanke rezine
2 skodelici sesekljanega bok choya
1 skodelica na tanke rezine narezanega korenja
6 velikih strokov česna, nasekljanih (1 žlica)
1 žlica sveže sesekljanega ingverja
1 čajna žlička črnega popra
8 skodelic goveje kostne juhe (glej_recept_) ali nesoljeno govejo juho
1 list nastrganih alg nori
1 skodelica na tanke rezine narezane redkvice daikon
⅓ skodelice svežega limoninega soka
4 trdo kuhana jajca, olupljena in razpolovljena
rezine limete

1. Goveje meso po želji delno zamrznemo, da se lažje reže (približno 20 minut). Zrezek po dolžini prerežemo na pol in nato vsako polovico tanko prečno narežemo na trakove. Trakove prerežite na pol. V 6-litrski nizozemski pečici segrejte 1 žlico oljčnega olja na srednje močnem ognju. Dodamo polovico bočnega zrezka; kuhajte približno 3 minute ali dokler lepo ne porjavi, občasno premešajte. Odstranite meso iz ponve; ponovite s preostalim oljčnim oljem in zrezkom. Odstranite zrezek iz nizozemske pečice in ga postavite na stran.

2. Zmanjšajte toploto na srednjo; v nizozemsko pečico dodajte gobe šitake, zeleni čaj, bok choy, korenje, česen in poper. Kuhajte 5 minut, pogosto mešajte. V nizozemsko pečico

dodajte zrezek, govejo kostno juho in narezane morske alge. Zavremo; zmanjšajte toploto. Pokrito dušimo približno 5 minut oziroma dokler se korenje ne zmehča.

3. V juho dodajte redkvico daikon, limonin sok in trdo kuhana jajca. Juho vrnemo, da zavre. Takoj ugasnite toploto. Nalijte juho v segrete servirne sklede. Okrasite z rezinami limete.

SEZAMOV PEČEN ZREZEK IN CVETAČNI RIŽ

OD ZAČETKA DO KONCA: 1 URA NAREDI: 4 PORCIJE

1½ kg govejega zrezka

4 skodelice sesekljane cvetače

2 žlici sezamovih semen

2 čajni žlički rafiniranega kokosovega olja

¾ čajne žličke mlete rdeče paprike

¼ skodelice sveže sesekljanega cilantra

3 žlice kokosovega olja

½ skodelice čaja, narezanega na tanke rezine

1 žlica sveže naribanega ingverja

6 strokov česna, sesekljan (1 žlica)

1 žlica na tanke rezine narezane sveže limonske trave

2 rdeči, zeleni in/ali rumeni papriki, brez semen in narezani na trakove

2 skodelici majhnih cvetov brokolija

½ skodelice juhe iz govejih kosti (glej recept) ali nesoljeno govejo juho

¼ skodelice svežega limoninega soka

Pečemo narezano (neobvezno)

Mleta rdeča paprika (neobvezno)

1. Po želji delno zamrznite steak za lažje rezanje (približno 20 minut). Zrezek po dolžini prerežemo na pol; vsako polovico čez zrno tanko narežite na trakove. Trakove mesa odstavimo.

2. Za cvetačni riž zmečkajte 2 skodelici cvetače v kuhinjskem robotu, dokler koščki niso enaki velikosti riža; prenesite v srednje veliko skledo. Ponovite s preostalima 2 skodelicama cvetače. V veliki ponvi pražite sezamova semena na zmernem ognju približno 2 minuti ali dokler ne postanejo zlata. Dodajte 2 čajni žlički kokosovega olja

in ¼ čajne žličke zdrobljene rdeče paprike; kuhajte 30 sekund. Dodajte cvetačni riž in koriander v ponev; posegati. Zmanjša toploto; pokrito kuhajte 6 do 8 minut ali dokler se cvetača ravno ne zmehča. Obdrži toplo.

3. V zelo veliki ponvi segrejte 1 žlico kokosovega olja na srednje močnem ognju. Dodajte polovico mesnih trakov; kuhamo in mešamo do želenega vrenja. Meso odstranite iz ponve. Ponovite s preostalo 1 žlico kokosovega olja in preostalimi mesnimi trakovi; meso odstavimo. Posodo odcedite.

4. V isti ponvi segrejte preostalo 1 žlico kokosovega olja na srednje močnem ognju. Dodajte zeleni čaj, ingver, česen, limonsko travo in ½ čajne žličke zdrobljene rdeče paprike, ki ostane v ponvi; kuhamo in mešamo 30 sekund. V ponev dodamo papriko, brokoli in juho iz govejih kosti. Kuhajte približno 5 minut oziroma dokler se brokoli ne zmehča, občasno premešajte. Zmešajte meso in limonin sok; kuhamo še 1 minuto. Postrezite čez cvetačni riž. Po želji prelijemo še s čajem in/ali zdrobljeno rdečo papriko.

ZREZEK NA BOKU, POLNJEN Z OMAKO CHIMICHURRI

USPOSABLJANJE: 30 minut zrezek: 35 minut stoji: 10 minut naredi: 4 porcije

1 srednje velik sladki krompir, olupljen (približno 12 unč)
1 žlica ekstra deviškega oljčnega olja
6 strokov česna, sesekljan (1 žlica)
2 čajni žlički ekstra deviškega oljčnega olja
1 paket sveže mlade špinače po 5 unč
1½ kilograma zrezka
2 čajni žlički mletega črnega popra
2 žlici ekstra deviškega oljčnega olja
½ skodelice omake Chimichurri (glejte recept)

1. Pečico segrejte na 400°F. Velik pekač obložimo s peki papirjem. Z mandolino narežite sladki krompir po dolžini na približno ⅛ palca debele rezine. V srednje veliki skledi premešajte rezine sladkega krompirja z 1 žlico olja. Rezine v enakomerni plasti razporedite po pripravljenem pekaču. Pražimo približno 15 minut oziroma dokler se ne zmehčajo. Odstavimo, da se ohladi.

2. Medtem v zelo veliki ponvi, odporni na pečico, zmešajte česen in 2 čajni žlički oljčnega olja. Na zmernem ognju kuhajte približno 2 minuti ali dokler se česen rahlo ne skuha, vendar ne porjavi, občasno premešajte. Dodajte špinačo v ponev; kuhamo, dokler ne oveni. Špinačo prestavimo na krožnik, da se ohladi; ponev odstavimo.

3. Obe strani zrezka zarežite tako, da naredite plitve diagonalne reze približno 1 cm narazen v diamantnem vzorcu. Zrezek položite med dva kosa plastične folije. Z ravno stranjo kladiva za meso pretolčite zrezek, dokler ni

debel približno ½ palca. Iz kuhane špinače iztisnemo odvečno tekočino in jo enakomerno razporedimo po zrezku. Na vrh položite sladki krompir, po potrebi prekrivajte rezine. Začnite z dolge strani in zvijte bočni zrezek. Zvit zrezek zvežite v 1-palčnih intervalih s kuhinjsko vrvico iz 100 % bombaža. Potresemo z mletim črnim poprom.

4. V ponev, v kateri pečemo špinačo, dodamo 2 žlici olja. Dodajte meso v ponev; kuhajte, dokler ne porjavi z vseh strani, meso po potrebi obrnite, da se enakomerno zapeče. Pekač z mesom postavimo v pečico. Pecite nepokrito 20 do 25 minut ali dokler termometer za meso, ki ga vstavite v sredino, ne zabeleži 145 °F.

5. Meso vzamemo iz ponve in pokrijemo s folijo. Pustite stati 10 minut. Odstranite kuhinjsko vrvico; meso prečno narežite na ½ cm debele rezine. Postrezite z omako Chimichurri.

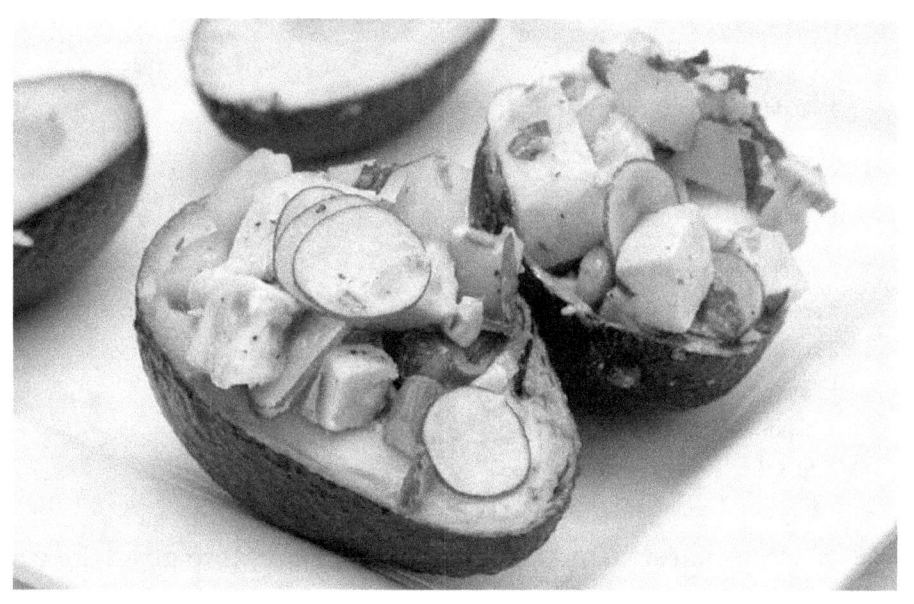

NABODALA ZREZKA NA ŽARU S HRENOVO MAJONEZO

USPOSABLJANJE: 30 minut Mariniranje: 2 do 4 ure Peka na žaru: 48 minut Naredi: 4 porcije

1½ kg govejega zrezka
1 skodelica suhega rdečega vina
½ skodelice oljčnega olja
¼ skodelice sesekljane šalotke
9 strokov česna, sesekljan (1 žlica)
2 žlici sveže sesekljanega rožmarina
2 srednje velika sladka krompirja, olupljena in narezana na 1-palčne kocke
2 srednji repi, olupljeni in narezani na 1-palčne kocke
½ čajne žličke črnega popra
¾ skodelice Paleo Mayo (glej recept)
2 do 3 žlice sveže naribanega hrena
1 žlica sveže sesekljanega drobnjaka

1. Zrezek narežite na ¼ palca debele rezine. Meso postavite v 1-galonsko plastično vrečko, ki jo je mogoče ponovno zapreti, v plitvo posodo; dati na stran.

2. Za marinado v majhni skledi zmešajte rdeče vino, ¼ skodelice olja, šalotko, 6 mletih strokov česna in 1 žlico rožmarina. Meso v vrečki prelijemo z marinado. Vrečko zaprite in obrnite, da prekrije meso. Marinirajte v hladilniku 2 do 4 ure in vrečko občasno obrnite.

3. Medtem za zelenjavo v veliki skledi zmešajte sladki krompir in repo. V majhni skledi zmešajte preostalo ¼ skodelice oljčnega olja, 3 mlete stroke česna, preostali rožmarin in poper. Pokapajte po zelenjavi; vrzi na pokritje. Prepognite

36 x 18 palcev velik kos težke folije na pol, da dobite dvojno debelino folije, ki meri 18 x 18 palcev. Obloženo zelenjavo položite na sredino folije; dvignite nasprotne robove folije in zaprite z dvojnim pregibom. Preostale robove zavihajte, da popolnoma zajamejo zelenjavo in pustite prostor za paro.

4. Za žar na oglje ali plin postavite zavitek zelenjave v foliji neposredno na žar na srednji ogenj. Pokrijte in pecite na žaru 40 minut ali dokler se zelenjava ne zmehča, na polovici pečenja pa enkrat obrnite. Odstranite z žara. Pustite zaprto, medtem ko cvrete zrezke.

5. V majhni skledi zmešajte paleo majo, hren in drobnjak. Dati na stran. Odcedite bočni zrezek; zavrzite marinado. Zrezek v slogu harmonike navijte na dvanajst 12- do 14-palčnih kovinskih ali bambusovih nabodal*. Nabodala z zrezki položite na direktni žar na srednji ogenj. Pokrijte in pecite na žaru 8 do 9 minut, nabodala pa na polovici pečenja obrnite.

6. Zavojček zelenjave previdno odprite in ga izpraznite v veliko servirno skledo. Zrezek in zelenjavo postrezite s hrenovo majonezo.

*Opomba: če uporabljate bambusova nabodala, jih pred dodajanjem mesa namočite v vodo 30 minut, da se ne zažgejo.

GOBOVI ZREZKI, DUŠENI V VINU Z GOBAMI

USPOSABLJANJE:10 minut kuhanje: 30 minut peka: 1 ura 45 minut Naredi: 2 porciji

CHUCK STEAKI SO EKONOMIČNA IZBIRAKER NISO NAJNEŽNEJŠEGA KROJA. PO PRIBLIŽNO ENI URI KUHANJA V MEŠANICI RDEČEGA VINA, GOVEJE JUHE, GOB, ČESNA IN ČRNEGA POPRA PA JIH LAHKO NAREŽEMO Z NOŽEM ZA MASLO.

2 goveja zrezka brez kosti po 6 unč, narezana na približno ¾ palca debelo

½ čajne žličke zmletega česna brez konzervansov

Črni poper

4 čajne žličke ekstra deviškega oljčnega olja

10 unč narezanih gob

½ skodelice suhega rdečega vina (kot je Zinfandel)

½ skodelice juhe iz govejih kosti (glej_recept_), juha iz piščančjih kosti (glej_recept_), ali nesoljeno govejo ali piščančjo juho

2 žlički sveže sesekljanega peteršilja

½ žličke sveže sesekljanega timijana

½ čajne žličke drobno naribane limonine lupinice

1 majhen strok česna, sesekljan

Sveže nariban hren (po želji)

1. Pečico segrejte na 300°F.

2. Zrezkom po želji obrežemo maščobo. Zrezke osušite s papirnatimi brisačkami. Obe strani potresemo s strtim česnom in poprom. V srednje veliki ponvi segrejte 2 žlički oljčnega olja na srednje močnem ognju. Dodajte zrezke v ponev; kuhajte 3 do 4 minute na vsako stran ali dokler dobro ne porjavi. Zrezke preložimo na krožnik; dati na stran.

3. V ponev dodajte gobe in preostali 2 žlički oljčnega olja. Kuhajte 4 minute, občasno premešajte. Primešajte vino in juho iz govejih kosti ter postrgajte vse zapečene koščke z dna ponve. Zavremo. V ponev dodajte zrezke, na zrezke pa z žlico prelijte gobovo mešanico. Ponev pokrijemo s pokrovko. Pekač prestavimo v pečico. Pečemo približno 1¼ ure ali dokler se meso ne zmehča.

4. Za peteršiljev okras v majhni skledi zmešajte peteršilj, timijan, limonino lupinico in česen; dati na stran.

5. Zrezke prestavimo na krožnik; pokrijte, da ostane toplo. Za omako segrejte gobe in tekočino v ponvi na srednje močnem ognju, dokler niso kuhane. Kuhajte približno 4 minute ali dokler se nekoliko ne zmanjša. Čez zrezke postrežemo gobovo omako. Potresemo s peteršiljevim prelivom in po želji z naribanim hrenom.

STRIP ZREZKI Z AVOKADOVO-HRENOVO OMAKO

USPOSABLJANJE:15 minut stoji: 10 minut žar: 16 minut pripravi: 4 porcije

ODLIČNA PRILOGA JE HRENOVA OMAKANA POČASI PEČEN GOVEJI FILE (GL<u>RECEPT</u>). TU SE ZMEŠA Z AVOKADOM NA ŽARU, DA SE NAREDI OMAKA BOGATEGA OKUSA, ZABELJENA Z MALO DIJONSKE GORČICE IN SVEŽE NARIBANEGA HRENA. AVOKADO, PEČEN NA ŽARU, POSTANE EKSTRA KREMAST IN PRIJETNO DIMLJEN.

ZREZEK
1 žlica dimljene začimbe (glej<u>recept</u>)
½ čajne žličke suhe gorčice
1 čajna žlička mlete kumine
4 trakovi (zgoraj) narezani na 1 palec debelo (skupaj približno 2 funta)
2 avokada, prepolovljena in očiščena (na lupino)
1 čajna žlička limoninega soka

S.O.S
2 žlici hrenove omake (gl<u>recept</u>, nižje
2 žlici svežega limoninega soka
2 stroka česna, sesekljana

1. V majhni skledi zmešajte dimljene začimbe, suho gorčico in kumino. Potresemo po zrezkih in vtremo s prsti. Pustite stati 10 minut.

2. Za žar na oglje razporedite srednje vroče oglje po posodi za zbiranje tekočine. Testirajte na srednjem ognju nad ponev. Zrezke položimo na rešetko nad odcejalnik.

Pokrijte in pecite na žaru 16 do 20 minut za srednje pečene (145 °F) ali 20 do 24 minut za srednje pečene (160 °F), pri čemer zrezke enkrat na polovici pečenja obrnite. Odrezane strani avokada namažite z limoninim sokom. Zadnjih 8 do 10 minut pečenja na žaru ali dokler se ne zmehčajo, s prerezano stranjo navzgor dodajte na žar nad ponev. (Za plinski žar predhodno segrejte žar. Zmanjšajte toploto na srednjo temperaturo. Prilagodite za posredno kuhanje. Pecite na žaru, kot je navedeno zgoraj.)

3. Za omako izdolbite avokadovo meso v srednje veliko skledo. Dodajte hrenovo omako, 2 žlici limoninega soka in česen; pretlačimo z vilicami do skoraj gladkega. Zrezke postrezite z omako.

Hrenova omaka: V srednje veliki skledi zmešajte ¼ skodelice sveže naribanega hrena, 1 skodelico kreme iz indijskih oreščkov (glejte_recept_), 1 žlica dijonske gorčice (glej_recept_), 1 čajna žlička belega vinskega kisa in 2 čajni žlički limone in zeliščne začimbe (gl._recept_). Pokrijte in ohladite vsaj 4 ure ali čez noč.

REZKI ZREZKI, MARINIRANI Z LIMONSKO TRAVO

USPOSABLJANJE:30 minut Mariniranje: 2 do 10 ur Pečenje na žaru: 10 minut Stojenje: 35 minut Naredi: 4 porcije

TAJSKA BAZILIKA SE RAZLIKUJE OD SLADKE BAZILIKEUPORABLJA SE V SREDOZEMSKI KUHINJI ZARADI VIDEZA IN OKUSA. SLADKA BAZILIKA IMA ŠIROKE LISTE NA ZELENIH STEBLIH; TAJSKA BAZILIKA IMA OZKE ZELENE LISTE NA VIJOLIČNIH STEBLIH. OBA IMATA OKUS PO JANEŽU, VENDAR JE PRI TAJSKI BAZILIKI BOLJ IZRAZIT. TAJSKA BAZILIKA TUDI BOLJE PRENAŠA VROČINO KOT SLADKA BAZILIKA. IŠČITE GA NA AZIJSKIH TRGIH IN KMETIJSKIH TRGIH. ČE JE NE NAJDETE, LAHKO ZAGOTOVO UPORABITE SLADKO BAZILIKO.

2 stebli limonske trave, samo rumeni in bledo zeleni deli

1 2-palčni košček ingverja, olupljen in narezan na tanke rezine

½ skodelice sveže narezanega ananasa

¼ skodelice svežega limoninega soka

1 jalapeño, brez semen in narezan (glej napitnina)

2 žlici ekstra deviškega oljčnega olja

4 zrezki govejega fileja po 6 unč, narezani na ¾ palca debelo

½ skodelice listov tajske bazilike

½ skodelice listov koriandra

½ skodelice listov mete

½ skodelice megle, narezane na tanke rezine

2 čajni žlički ekstra deviškega oljčnega olja

1 limeta, narezana na četrtine

1. Za marinado odstranite in zavrzite morebitne obrobljene zunanje plasti s stebel limonske trave. Narežemo na tanke kolobarje. V kuhinjskem robotu zmešajte limonsko travo

in ingver; pulzirajte, dokler ni zelo drobno sesekljan. Dodajte ananas, limetin sok, jalapeño in 2 žlici oljčnega olja; čim bolj pretlačimo.

2. Zrezke položite v veliko plastično vrečko, ki jo je mogoče zapreti, v plitvo posodo. Zrezke prelijemo z marinado. Zaprta vrečka; torbo spremenite v plašč. Marinirajte v hladilniku 2 do 10 ur, vrečko občasno obrnite. Odstranite zrezke iz marinade; zavrzite marinado. Pred peko na žaru pustite zrezke 30 minut pri sobni temperaturi.

3. Za žar na oglje ali plin položite zrezke neposredno na žar na srednji ogenj. Pokrijte in pecite na žaru 10 do 12 minut za srednje pečene (145 °F) ali 12 do 15 minut za srednje pečene (160 °F), pri čemer jih na polovici pečenja enkrat obrnite. Odstranite zrezke z žara; pustite stati 5 minut, preden postrežete.

4. Za zeliščni preliv v majhni skledi zmešajte baziliko, cilantro, meto in čaj; potresemo z 2 žličkama oljčnega olja; vrzi na pokritje. Vsak zrezek prelijemo z zeliščnim prelivom in postrežemo z rezinami limete.

BALZAMIČNO-DIJONSKA REZINA S ČESNOVO ŠPINAČO

USPOSABLJANJE: 12 minut za mariniranje: 4 ure za žar: 10 minut Naredi: 4 porcije

PREKUHAVANJE MARINADE JE VARNOZAUŽITI KOT OMAKO—IN JO MALO ZMANJŠATI, DA BO ŠE BOLJ GOSTA. MED PEČENJEM ZREZKA POPRAŽIMO ŠPINAČO – IN TO KOMAJ. ZA NAJBOLJŠI OKUS IN HRANLJIVOST ŠPINAČO KUHAJTE LE TOLIKO ČASA, DA OVENI IN JE ŠE SVETLO ZELENA.

ZREZEK

- 4 žlice balzamičnega kisa
- 3 žlice ekstra deviškega oljčnega olja
- 3 žlice svežega limoninega soka
- 3 žlice svežega pomarančnega soka
- 1 žlica dijonske gorčice (glej recept)
- 2 žlički sveže sesekljanega rožmarina
- ½ čajne žličke črnega popra
- 3 stroki česna, sesekljani
- 1 1½-kilogramski zrezek, narezan na 1½ palca debelo

ŠPINAČA

- 1 žlica ekstra deviškega oljčnega olja
- 4 stroke česna, narezane na tanke rezine
- 8 skodelic mlade špinače
- ¼ čajne žličke črnega popra

1. Za marinado v srednje veliki skledi zmešajte kis, olivno olje, limonin sok, pomarančni sok, dijonsko gorčico, rožmarin, poper in česen. Zrezek položite v plastično vrečko, ki jo je mogoče ponovno zapreti, v plitvo posodo. Zrezek

prelijemo z marinado. Zaprta vrečka; nazaj k zrezku. Marinirajte v hladilniku 4 ure, vrečko občasno obrnite.

2. Predgrejte brojlerja. Odstranite zrezek iz marinade; prenesite marinado v majhno ponev. Za balzamični preliv segrevajte marinado na srednje močnem ognju, dokler ne zavre. Zmanjša toploto; dušite 2 do 3 minute ali dokler se rahlo ne zgosti; dati na stran.

3. Zrezek položite na neogreto rešetko ponve za žar. Pečemo na 4 do 5 palcev vročine približno 10 minut za srednje pečeno (145 °F) ali 14 minut za srednje pečeno (160 °), pri čemer enkrat obrnemo. Zrezek prestavimo na desko za rezanje. Ohlapno pokrijte s folijo; pustite stati 10 minut.

4. Medtem za špinačo v zelo veliki ponvi na srednjem ognju segrejte oljčno olje. Dodamo narezan česen; kuhajte 1 minuto ali do zlate barve. Dodamo špinačo; potresemo s poprom. Kuhajte in mešajte 1-2 minuti ali samo toliko časa, da špinača oveni.

5. Zrezek narežemo na štiri dele in pokapamo z balzamično omako. Postrezite s špinačo.

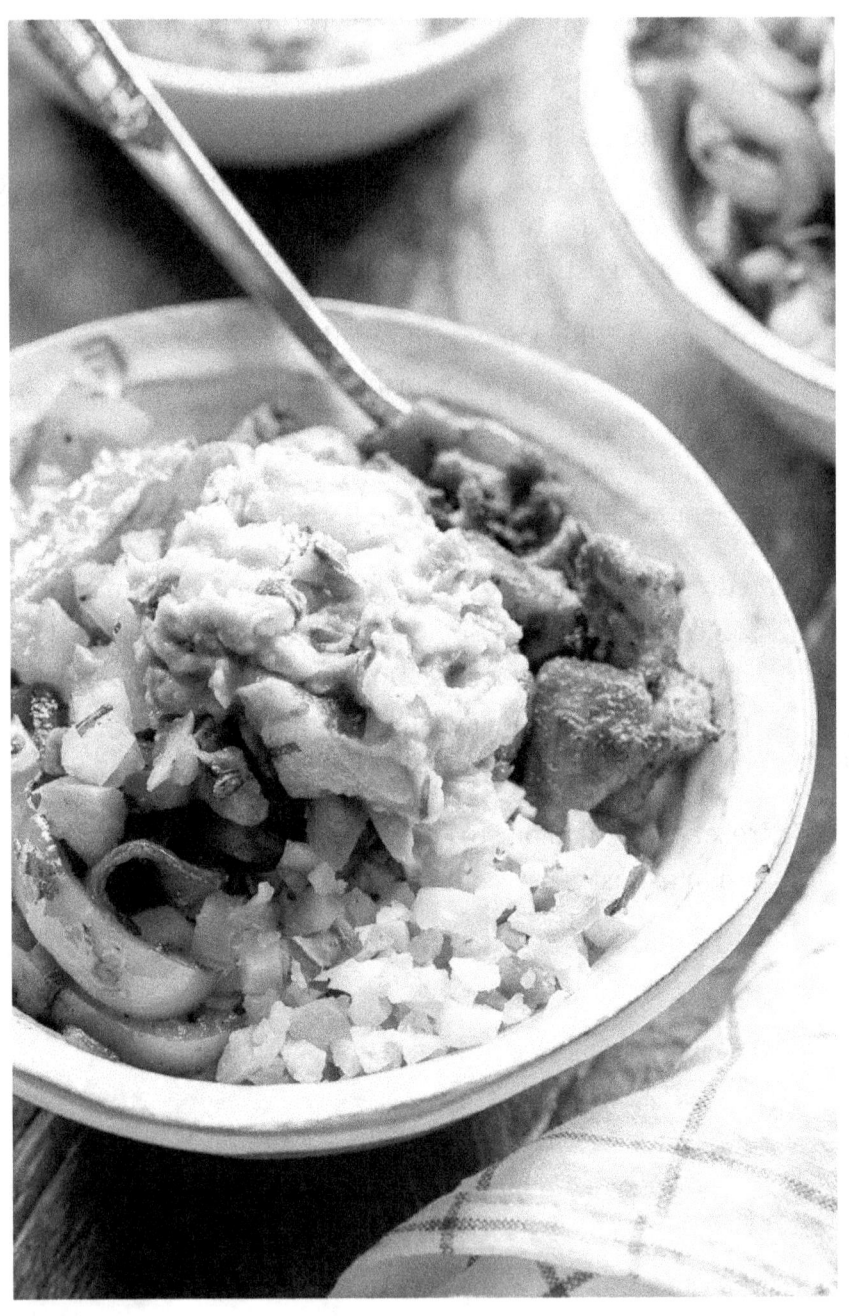

PEČEN PURAN S PRETLAČENIMI KORENINAMI ČESNA

USPOSABLJANJE:1 ura Pečenje: 2 uri 45 minut Stojenje: 15 minut Naredi: 12 do 14 obrokov

POIŠČITE PURANA, KI IMANI BIL INJICIRAN S FIZIOLOŠKO RAZTOPINO. ČE NA ETIKETI PIŠE "IZBOLJŠANA" ALI "SAMOVODOODPORNA", JE VERJETNO POLNA NATRIJA IN DRUGIH DODATKOV.

1 12- do 14-kilogramski puran

2 žlici sredozemskih začimb (glej recept)

¼ skodelice olivnega olja

3 funte srednje velikih korenčkov, olupljenih, narezanih in po dolžini prepolovljenih ali na četrtine

1 recept Pire s česnom (glej recept, nižje)

1. Pečico segrejte na 425°F. Puranu odstranite vrat in drobovje; po želji rezervirajte za drugo uporabo. Previdno zrahljajte kožo okoli roba dojke. Potegnite prste pod kožo, da ustvarite žep nad prsmi in nad palicami. Spoon 1 žlica sredozemske začimbe pod kožo; s prsti ga enakomerno razporedite po prsih in bobnih. Potegnite kožo vratu nazaj; ujame se z nabodalom. Konce bobnov položite pod usnjeni trak čez rep. Če usnjenega traku ni, repne bobne trdno zavežite s kuhinjsko vrvico iz 100 % bombaža. Zasukajte konice kril pod hrbet.

2. Purana položite s prsmi navzgor na rešetko v zelo veliki plitvi ponvi. Purana namažite z 2 žlicama olja. Purana potresemo s preostalimi mediteranskimi začimbami. V sredino notranje stegenske mišice vstavite termometer za

meso, ki je primeren za pečico; termometer se ne sme dotikati kosti. Purana ohlapno pokrijte s folijo.

3. Pražimo 30 minut. Zmanjšajte temperaturo pečice na 325 °F. Pražimo 1 uro in pol. V zelo veliki skledi zmešajte korenje in preostali 2 žlici olja; vrzi na pokritje. Korenje razporedite po velikem obrobljenem pekaču. Puranu odstranite folijo in med palčkami odrežite trak usnja ali vrvico. Korenje in purana pecite od 45 minut do 1¼ ure več ali dokler termometer ne zabeleži 175 °F.

4. Odstranite purana iz pečice. pokrov; pustite stati 15 do 20 minut pred rezanjem. Purana postrezite s korenčkom in pretlačenimi koreninami česna.

Pretlačene korenine s česnom: narežite in olupite 3 do 3½ funtov rutabagas in 1½ do 2 funta korenine zelene; narežemo na 2-palčne kose. V 6-litrskem loncu kuhajte rutabagas in korenino zelene v dovolj vrele vode, da jih pokrijete, 25 do 30 minut ali dokler niso zelo mehke. Medtem v majhni ponvi zmešajte 3 žlice ekstra deviškega olja in 6 do 8 mletih strokov česna. Kuhajte na nizkem ognju 5 do 10 minut oziroma dokler česen zelo zadiši, vendar ne porjavi. Previdno dodajte ¾ skodelice piščančje kostne juhe (glejte recept) ali nesoljene piščančje juhe. Zavremo; odstranite z ognja. Zelenjavo odcedimo in vrnemo v lonec. Zelenjavo pretlačimo s tlačilko za krompir ali stepamo z električnim mešalnikom pri nizki temperaturi. Dodajte ½ žličke črnega popra. Postopoma pretlačite ali vmešajte osnovo, dokler se zelenjava ne poveže in postane skoraj gladka. Po potrebi dodajte še ¼ skodelice juhe iz piščančjih kosti, da dosežete želeno gostoto.

PURANJE PRSI POLNJENE S PESTO OMAKO IN SOLATO IZ RUKOLE

USPOSABLJANJE:30 minut pečenja: 1 ura 30 minut stoji: 20 minut: 6 obrokov

TO JE ZA LJUBITELJE BELEGA MESATAM — PURANJE PRSI S HRUSTLJAVO KOŽO, POLNJENE S SUŠENIMI PARADIŽNIKI, BAZILIKO IN SREDOZEMSKIMI ZAČIMBAMI. OSTANKI SO ODLIČNO KOSILO.

1 skodelica posušenih nežveplanih paradižnikov (ne napolnjenih z oljem)

1 polovica 4-kilogramskih puranjih prsi brez kosti s kožo

3 čajne žličke sredozemskih začimb (glej recept)

1 skodelica sveže pakiranih listov bazilike

1 žlica oljčnega olja

8 unč otroške rukole

3 velike paradižnike, prepolovite in narežite na rezine

¼ skodelice olivnega olja

2 žlici rdečega vinskega kisa

Črni poper

1½ skodelice bazilikinega pesta (glejte recept)

1. Pečico segrejte na 375°F. V manjši posodi posušene paradižnike prelijemo s toliko vrele vode, da so pokriti. Pustite stati 5 minut; odcedimo in drobno sesekljamo.

2. Puranje prsi položite s kožo navzdol na veliko plastično folijo. Čez purana položite še eno plastično folijo. S ploščato stranjo kladiva za meso nežno potolčite prsi na enakomerno debelino, približno ¾ palca. Zavrzite plastično folijo. Po mesu potresemo 1½ čajne žličke mediteranskih začimb. Po vrhu potresemo paradižnik in liste bazilike. Previdno zvijte puranje prsi, tako da koža

ostane na zunanji strani. S kuhinjsko vrvico iz 100 % bombaža zavežite zrezek na štiri do šest mest, da ga pritrdite. Pokapajte z 1 žlico olivnega olja. Zrezek potresemo s preostalo 1½ žličke sredozemske začimbe.

3. Zrezek položite na rešetko v majhni ponvi s kožo navzgor. Pecite brez pokrova 1 uro in pol ali dokler termometer s takojšnjim odčitavanjem, vstavljen blizu sredine, ne zabeleži 165 °F in koža ni zlato rjava in hrustljava. Odstranite purana iz pečice. Ohlapno pokrijte s folijo; pustite stati 20 minut, preden ga narežete na rezine.

4. Za solato z rukolo v veliki skledi zmešajte rukolo, paradižnik, ¼ skodelice oljčnega olja, kis in poper po okusu. Zrezku odstranimo vrvice. Purana narežemo na tanke rezine. Postrežemo ga s solato iz rukole in bazilikinim pestom.

ZAČINJENE PURANJE PRSI S ČEŠNJEVO BBQ OMAKO

USPOSABLJANJE:15 minut pečenja: 1 ura 15 minut stoji: 45 minut naredi: 6 do 8 obrokov

TO JE LEP RECEPT ZASTREŽBA MNOŽICE NA ŽARU NA DVORIŠČU, KO ŽELITE PRIPRAVITI KAJ DRUGEGA KOT HAMBURGERJE. POSTREZITE GA S HRUSTLJAVO SOLATO, KOT JE HRUSTLJAVA BROKOLIJEVA SOLATA (GLEJTERECEPT) ALI SOLATA IZ NARIBANEGA BRSTIČNEGA OHROVTA (GLRECEPT).

1 4- do 5-kilogramske cele puranje prsi s kostmi

3 žlice dimljenih začimb (glejrecept)

2 žlici svežega limoninega soka

3 žlice oljčnega olja

1 skodelica suhega belega vina, kot je sauvignon blanc

1 skodelica svežih ali zamrznjenih Bing češenj, nesladkanih, izkoščičenih in sesekljanih

⅓ skodelice vode

1 skodelica BBQ omake (glejrecept)

1. Puranje prsi pustite 30 minut pri sobni temperaturi. Pečico segrejte na 325°F. Puranje prsi položite s kožo navzgor na rešetko v ponvi.

2. V majhni skledi zmešajte prekajene začimbe, limonin sok in olivno olje, da dobite pasto. Zrahljajte kožo z mesa; polovico paste nežno namažemo na meso pod kožo. Preostalo pasto enakomerno porazdelite po koži. Na dno pekača vlijemo vino.

3. Pecite 1¼ do 1½ ure ali dokler koža ni zlato rjava in termometer s takojšnjim odčitavanjem, vstavljen v sredino zrezka (brez dotika kosti), zabeleži 170 °F, pri

čemer ponev zavrtite na polovici pečenja. Pred rezanjem pustite stati 15 do 30 minut.

4. Medtem za češnjevo omako BBQ v srednje veliki ponvi zmešajte češnje in vodo. Zavremo; zmanjšajte toploto. Odkrito kuhajte 5 minut. Vmešajte BBQ omako; vreti 5 minut. Postrezite toplo ali pri sobni temperaturi s puranom.

PURANJE MESO, DUŠENO V VINU

USPOSABLJANJE: 30 minut Čas kuhanja: 35 minut pomeni: 4 porcije

KUHANJE PURANA V PONVIV KOMBINACIJI VINA, SESEKLJANEGA ROMA PARADIŽNIKA, PIŠČANČJE JUHE, SVEŽIH ZELIŠČ IN ZDROBLJENE RDEČE PAPRIKE VLIJE ODLIČEN OKUS. TO ENOLONČNICO POSTREZITE V PLITVIH SKLEDAH IN Z VELIKIMI ŽLICAMI, DA DOBITE MALO OKUSNE JUHE V VSAKEM GRIŽLJAJU.

2 puranja hrbta od 8 do 12 unč, narezana na 1-palčne kose
2 žlici začimbe za ptice brez soli
2 žlici oljčnega olja
6 strokov česna, sesekljan (1 žlica)
1 skodelica sesekljane čebule
½ skodelice sesekljane zelene
6 romskih paradižnikov, brez semen in narezanih (približno 3 skodelice)
½ skodelice suhega belega vina, kot je sauvignon blanc
½ skodelice piščančje kostne juhe (glej recept) ali nesoljene piščančje juhe
½ čajne žličke drobno sesekljanega svežega rožmarina
¼ do ½ čajne žličke mlete rdeče paprike
½ skodelice svežih listov bazilike, sesekljanih
½ skodelice sesekljanega svežega peteršilja

1. V veliko skledo premešajte koščke purana z začimbami za perutnino. V zelo veliki ponvi proti prijemanju segrejte 1 žlico oljčnega olja na srednjem ognju. Purana po koščkih popečemo na vročem olju, da z vseh strani porjavi. (Purana ni treba kuhati.) Prenesite na krožnik in hranite na toplem.

2. Dodajte preostalo 1 žlico olivnega olja v ponev. Povečajte toploto na srednje visoko. Dodajte česen; kuhamo in mešamo 1 minuto. Dodajte čebulo in zeleno; kuhamo in

mešamo 5 minut. Dodamo purana in morebitne sokove s krožnika, paradižnik, vino, juho iz piščančjih kosti, rožmarin in mleto rdečo papriko. Zmanjšajte toploto na srednje nizko. Pokrijte in med občasnim mešanjem kuhajte 20 minut. Dodamo baziliko in peteršilj. Odkrijte in kuhajte še 5 minut ali dokler puran ni več rožnat.

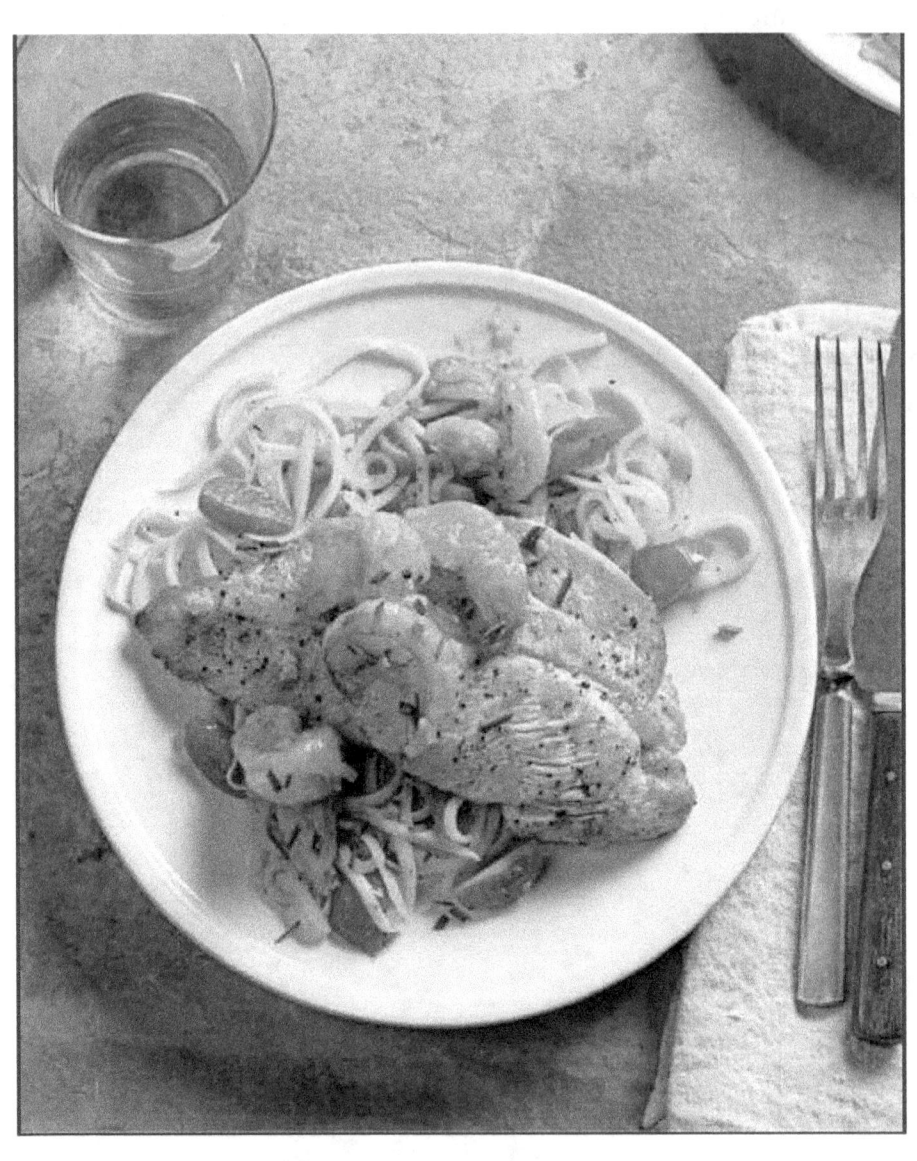

PRAŽENE PURANJE PRSI Z DROBNJAKOVO OMAKO IZ ŠKAMPOV

USPOSABLJANJE:30 minut Čas kuhanja: 15 minut za: 4 porcijeFOTOGRAFIJA

DA PURANJE DROBOVINE RAZPOLOVIMOVODORAVNO ČIM BOLJ ENAKOMERNO, NEŽNO PRITISNITE VSAKEGA Z DLANJO IN ENAKOMERNO PRITISKAJTE, KO REŽETE MESO.

¼ skodelice olivnega olja

2 8- do 12-unčna fileja puranjih prsi, vodoravno prerezana na pol

¼ čajne žličke sveže mletega črnega popra

3 žlice oljčnega olja

4 stroki česna, sesekljani

8 unč olupljenih srednjih kozic brez rezin, odstranjenih repov in prerezanih na pol po dolžini

¼ skodelice suhega belega vina, juha iz piščančjih kosti (glejrecept), ali nesoljeno piščančjo juho

2 žlici sveže sesekljanega drobnjaka

½ čajne žličke drobno naribane limonine lupinice

1 žlica svežega limoninega soka

Bučni in paradižnikovi rezanci (glejrecept, spodaj) (neobvezno)

1. V zelo veliki ponvi segrejte 1 žlico oljčnega olja na srednje močnem ognju. Dodajte purana v ponev; potresemo s poprom. Ogenj zmanjšajte na srednje. Kuhajte 12 do 15 minut ali dokler ne postanejo več rožnate in sok ne steče bister (165 °F), pri čemer jih na polovici kuhanja enkrat obrnite. Puranje zrezke poberemo iz ponve. Pokrijemo s folijo, da ostane toplo.

2. Za omako v isti ponvi na srednjem ognju segrejte 3 žlice olja. Dodajte česen; kuhajte 30 sekund. Primešamo kozico; kuhamo in mešamo 1 minuto. Vmešamo vino, drobnjak in

limonino lupinico; kuhajte in mešajte še 1 minuto ali dokler kozica ne postane neprozorna. Odstranite z ognja; zmešamo z limoninim sokom. Za serviranje puranje pečenke prelijte z omako. Po želji postrežemo z bučkami in paradižnikovimi rezanci.

Bučni in paradižnikovi rezanci: z lupilcem za mandoline ali julienne narežite 2 rumeni poletni buči na trakove julienne. V veliki ponvi segrejte 1 žlico ekstra deviškega oljčnega olja na srednje močnem ognju. Dodajte bučne trakove; kuhamo 2 minuti. Dodajte 1 skodelico grozdnih paradižnikov, narezanih na četrtine, in ¼ čajne žličke sveže mletega črnega popra; kuhajte še 2 minuti ali dokler bučke niso hrustljave in mehke.

DUŠENE PURANJE KRAČE S KORENINO

USPOSABLJANJE:30 minut Čas kuhanja: 1 ura 45 minut za: 4 porcije

TO JE ENA OD TEH JEDIŽELITE PRIPRAVITI NA SVEŽE JESENSKO POPOLDNE, KO IMATE ČAS ZA SPREHOD, MEDTEM KO SE DUŠI V PEČICI. ČE VAM TELOVADBA NE BO ZBUDILA APETITA, VAM BO ZAGOTOVO ČUDOVITA DIŠAVA, KO STOPITE SKOZI VRATA.

3 žlice oljčnega olja

4 puranje krače od 20 do 24 unč

½ čajne žličke sveže mletega črnega popra

6 strokov česna, očiščenih in mletih

1½ čajne žličke zdrobljenih semen komarčka

1 čajna žlička celega pimenta, naribanega*

1½ skodelice piščančje kostne juhe (glej<u>recept</u>) ali nesoljene piščančje juhe

2 vejici svežega rožmarina

2 vejici svežega timijana

1 lovorjev list

2 veliki čebuli, olupljeni in narezani na 8 rezin

6 velikih korenčkov, olupljenih in narezanih na 1-palčne rezine

2 veliki repi, olupljeni in narezani na 1-palčne kocke

2 srednje velika pastinaka, olupljena in narezana na 1-palčne rezine**

1 koren zelene, olupljen in narezan na 1-palčne kose

1. Pečico segrejte na 350°F. V veliki ponvi segrejte olivno olje na srednje močnem ognju, dokler ne zasveti. Dodajte 2 puranji krači. Pečemo približno 8 minut oziroma toliko časa, da se krače zlato zapečejo in hrustljavo zapečejo z vseh strani, postanejo enakomerno rjave. Prenesite puranje krače na krožnik; ponovite s preostalima 2 puranjima krakama. Dati na stran.

2. V ponev dodamo poper, česen, semena koromača in semena pimenta. Kuhajte in mešajte na srednjem ognju 1 do 2 minuti ali dokler ne zadiši. Primešamo juho iz piščančjih kosti, rožmarin, timijan in lovorov list. Zavremo in mešamo, da z dna posode postrgamo morebitne porjavele koščke. Ponev odstavimo z ognja in odstavimo.

3. V zelo veliki pečici s tesno prilegajočim pokrovom zmešajte čebulo, korenje, repo, pastinak in koren zelene. Dodajte tekočino za posodo; vrzi na pokritje. Puranje krače vtisnite v zelenjavno mešanico. Pokrijte s pokrovom.

4. Pecite približno 1 uro in 45 minut oziroma dokler se zelenjava ne zmehča in puran ni pečen. Puranje krače in zelenjavo postrezite v velikih plitvih skledah. Po vrhu pokapajte sok iz ponve.

*Nasvet: če želite zdrobiti semena pimenta in komarčka, jih položite na desko za rezanje. S ploščato stranjo kuharskega noža pritisnite navzdol, da nežno zdrobite semena.

**Nasvet: Z vrha pastinaka odrežite velike kose.

PURANJEVA ŠTRUCA Z ZELIŠČI S KARAMELIZIRANIM ČEBULNIM KEČAPOM IN PEČENIMI REZINAMI ZELJA

USPOSABLJANJE: 15 minut kuhanja: 30 minut peke: 1 ura 10 minut mirovanja: 5 minut naredi: 4 porcije

KLASIČNA MESNA ŠTRUCA S KEČAPOM ZAGOTOVO JEV PALEO MENIJU PRI KEČAPU (GLEJRECEPT) NE VSEBUJE DODANE SOLI IN SLADKORJEV. TU SE KEČAP ZMEŠA S KARAMELIZIRANO ČEBULO, KI JO PRED PEKO NALOŽIMO NA VRH KRUHA.

1½ kilograma mletega purana

2 jajci, rahlo stepeni

½ skodelice mandljeve moke

⅓ skodelice sesekljanega svežega peteršilja

¼ skodelice tanko narezanega čaja (2)

1 žlica sesekljanega svežega žajblja ali 1 žlička zdrobljenega posušenega žajblja

1 žlica sveže sesekljanega timijana ali 1 žlička posušenega, zdrobljenega timijana

¼ čajne žličke črnega popra

2 žlici oljčnega olja

2 sladki čebuli, prepolovljeni in na tanko narezani

1 skodelica paleo kečapa (glejterecept)

1 manjši ohrovt, razpolovite, odstranite sredico in narežite na 8 rezin

½ do 1 čajna žlička mlete rdeče paprike

1. Pečico segrejte na 350°F. Velik pekač obložimo s peki papirjem; dati na stran. V veliki skledi zmešajte mleto puranje, jajca, mandljevo moko, peteršilj, čebulo, žajbelj, timijan in črni poper. V pripravljenem pekaču oblikujte puranje mešanico v 8×4-palčno štruco. Pečemo 30 minut.

2. Medtem za karameliziran čebulni kečap v veliki ponvi na srednjem ognju segrejte 1 žlico oljčnega olja. Dodajte čebulo; kuhajte približno 5 minut ali dokler čebula ne začne porjaveti, pogosto mešajte. Zmanjšajte toploto na srednje nizko; kuhajte približno 25 minut ali dokler ne postanejo zlate in zelo mehke, občasno premešajte. Odstranite z ognja; vmešajte paleo kečap.

3. Peste o pâine de curcan o lingură din ketchup-ul de ceapă caramelizată. Aranjați felii de varză în jurul pâinii. Stropiți varza cu 1 lingură rămasă de ulei de măsline; se presară cu ardei roșu măcinat. Coaceți aproximativ 40 de minute sau până când un termometru cu citire instantanee introdus în centrul pâinii înregistrează 165°F, acoperind cu ketchup suplimentar de ceapă caramelizată și răsturnând felii de varză după 20 de minute. Lăsați pâinea de curcan să stea timp de 5 până la 10 minute înainte de a o feli.

4. Serviți pâine de curcan cu felii de varză și orice ketchup de ceapă caramelizată rămas.

TURCIA POSOLE

PREGĂTIRE: 20 minute coacere: 8 minute gatire: 16 minute face: 4 portii

TOPPINGURILE ACESTEI SUPE ÎNCĂLZITOARE, ÎN STIL MEXICANSO VEČ KOT OKRASI. CILANTRO DODA ZNAČILEN OKUS, AVOKADO DODA KREMASTOST – POPEČENE PEPITA PA POSKRBIJO ZA SLASTEN HRUST.

8 svežih paradižnikov

1¼ do 1½ funta mletega purana

1 sladka rdeča paprika, očiščena in narezana na tanke trakove v velikosti grižljaja

½ skodelice sesekljane čebule (1 srednja)

6 strokov česna, sesekljan (1 žlica)

1 žlica mehiških začimb (glej<u>recept</u>)

2 skodelici piščančje kostne juhe (glej<u>recept</u>) ali nesoljene piščančje juhe

1 14,5-unčna pločevinka pečenih paradižnikov brez dodane soli, nestisnjena

1 jalapeño ali serrano poper, brez semen in sesekljan (glejte<u>napitnina</u>)

1 srednje velik avokado, prepolovljen, olupljen, brez semen in narezan na tanke rezine

¼ skodelice nesoljenih, praženih nuggets (glej<u>napitnina</u>)

¼ skodelice sveže sesekljanega cilantra

rezine limete

1. Preîncălziţi broilerul. Scoateţi cojile de pe tomate şi aruncaţi-o. Se spala tomatele si se taie in jumatati. Aşezaţi jumătăţile de tomate pe grătarul neîncălzit al unei tigăi pentru grill. Se prăjeşte la 4 până la 5 inci de căldură timp de 8 până la 10 minute sau până când se carbonizează uşor, întorcându-se o dată la jumătatea coacerii. Se răceşte uşor pe tigaie pe un grătar.

2. Între timp, într-o tigaie mare, gătiţi curcanul, ardeiul dulce şi ceapa la foc mediu-mare timp de 5 până la 10 minute

sau până când curcanul se rumenește și legumele sunt fragede, amestecând cu o lingură de lemn pentru a rupe carnea în timp ce se gătește. Scurgeți grăsimea dacă este necesar. Adăugați usturoiul și condimentele mexicane. Gatiti si amestecati inca 1 minut.

3. V mešalniku zmešajte približno dve tretjini zoglenelih paradižnikov in 1 skodelico juhe iz piščančjih kosti. Pokrijte in mešajte do gladkega. Dodajte puranje mešanico v ponev. Vmešajte preostalo 1 skodelico piščančje kostne juhe, nestisnjen paradižnik in feferon. Preostale paradižnike grobo sesekljajte; dodajte puranovi zmesi. Zavremo; zmanjšajte toploto. Pokrijte in dušite 10 minut.

4. Za serviranje juho nalijte v plitke sklede. Po vrhu z avokadom, pepitami in cilantrom. Prenesite rezine limete, da jih stisnete čez juho.

JUHA IZ PIŠČANČJIH KOSTI

USPOSABLJANJE: 15 minut Pečenje: 30 minut Kuhanje: 4 ure Ohlajanje: čez noč Naredi: približno 10 skodelic

ZA NAJBOLJ SVEŽ, NAJBOLJŠI OKUS – IN NAJVIŠJI VSEBNOST HRANILNIH SNOVI – V SVOJIH RECEPTIH UPORABITE DOMAČO PIŠČANČJO OSNOVO (PRAV TAKO BREZ SOLI, KONZERVANSOV ALI DODATKOV.) PRAŽENJE KOSTI PRED VRENJEM IZBOLJŠA OKUS. KO SE V TEKOČINI POČASI KUHAJO, KOSTI V JUHO VLIJEJO MINERALE, KOT SO KALCIJ, FOSFOR, MAGNEZIJ IN KALIJ. SPODNJA RAZLIČICA POČASNEGA KUHALNIKA OMOGOČA ŠE POSEBEJ PREPROSTO PRIPRAVO. ZAMRZNITE GA V POSODAH ZA 2 IN 4 SKODELICE IN ODTAJAJTE SAMO TISTO, KAR POTREBUJETE.

2 kg piščančjih perutnic in hrbta
4 korenje, narezano
2 velika pora, samo bele in bledo zelene dele, narezana na tanke rezine
2 stebli zelene z listi, grobo narezani
1 pastinak, grobo narezan
6 velikih vejic italijanskega peteršilja (z ravnimi listi).
6 vejic svežega timijana
4 stroke česna, prerezane na pol
2 žlički celega črnega popra v zrnu
2 cela stroka
Hladna voda

1. Pečico segrejte na 425°F. Piščančje peruti in hrbet razporedite po velikem pekaču; pražimo 30 do 35 minut oziroma dokler dobro ne porjavijo.

2. Popečene koščke piščanca in popečene koščke, ki so se nabrali na pekaču, prestavimo v večji lonec. Dodamo

korenje, por, zeleno, pastinak, peteršilj, timijan, česen, poper v zrnu in nageljnove žbice. V velik lonec dodajte dovolj hladne vode (približno 12 skodelic), da pokrije piščanca in zelenjavo. Na srednjem ognju zavremo; prilagodite ogenj, da bo juha zelo nizko vrela, z mehurčki, ki bodo samo zlomili površino. Pokrito dušimo 4 ure.

3. Vročo osnovo precedite skozi veliko cedilo, obloženo z dvema plastema vlažne gaze iz 100 % bombaža. Zavrzite trdne snovi. Juho pokrijte in čez noč postavite v hladilnik. Pred uporabo posnamete plast maščobe z vrha juhe in jo zavrzite.

Namig: Za zbistritev juhe (neobvezno) v majhni skledi zmešajte 1 jajčni beljak, 1 zdrobljeno jajčno lupino in ¼ skodelice hladne vode. Zmes vmešamo v precejeno juho v loncu. Vrnite, da zavre. Odstranite z ognja; pustite stati 5 minut. Vročo juho precedite skozi cedilo, obloženo s svežo dvojno plastjo gaze iz 100 % bombaža. Maščobo pred uporabo ohladimo in razmastimo.

Navodila za počasno kuhanje: Pripravite po navodilih, razen za 2. korak. Sestavine postavite v 5- do 6-litrski počasni kuhalnik. Pokrijte in kuhajte na nizki temperaturi 12 do 14 ur. Nadaljujte po navodilih v 3. koraku. Naredi približno 10 skodelic.

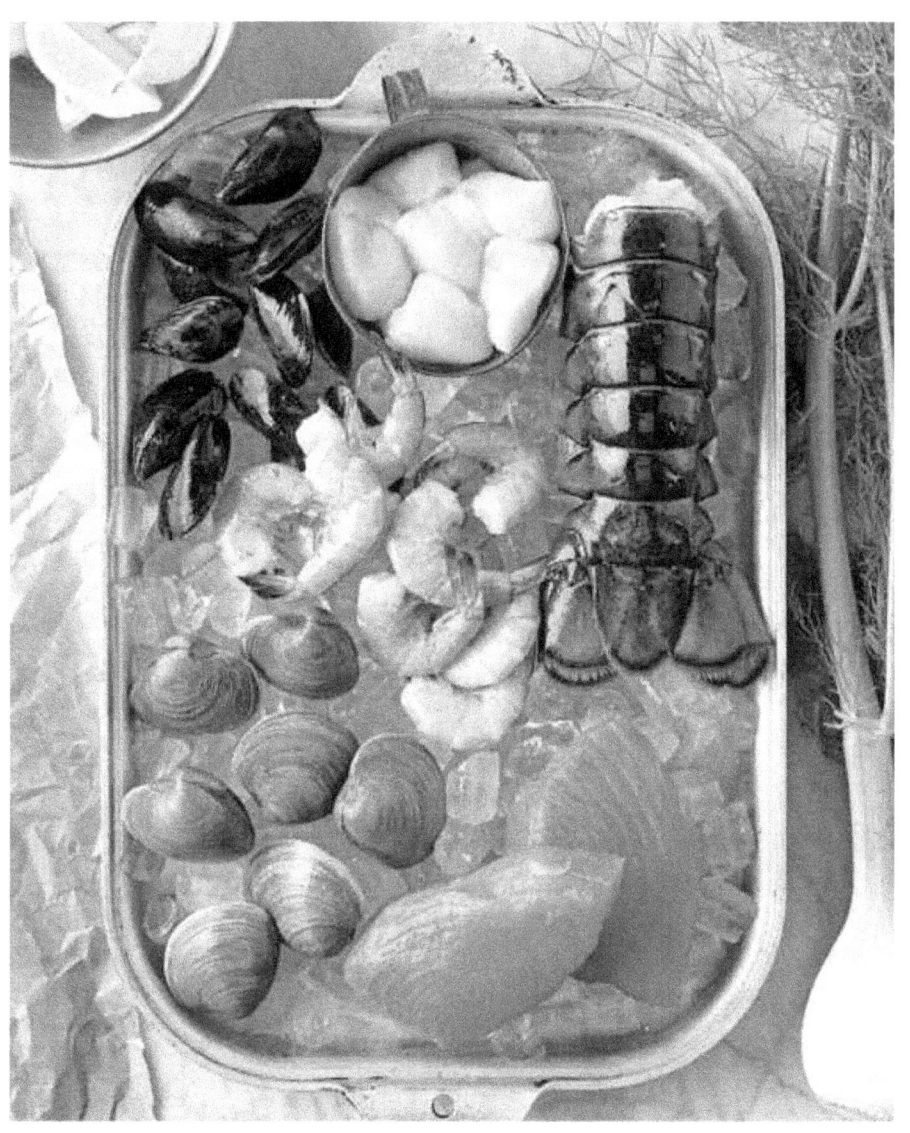

ZELENI HARISSA LOSOS

USPOSABLJANJE:25 minut peke: 10 minut peke na žaru: 8 minut naredi: 4 porcijeFOTOGRAFIJA

UPORABLJA SE STANDARDNI LUPILEC ZELENJAVENAREŽITE SVEŽE SUROVE ŠPARGLJE NA TANKE TRAKOVE ZA SOLATO. PRELIT S SVETLIM CITRUSOVIM VINAIGRETOM (GLEJRECEPT) IN PRELIT Z DIMLJENO PRAŽENIMI SONČNIČNIMI SEMENI JE OSVEŽUJOČA PRILOGA ZAČINJENEMU LOSOSU IN ZELENI ZELIŠČNI OMAKI.

LOSOS
4 6- do 8-unčni fileji lososa, sveži ali zamrznjeni, brez kože, debeli približno 1 cm

Olivno olje

HARISA
1½ žličke kuminovih semen

1½ žličke koriandrovih semen

1 skodelica tesno zapakiranih svežih listov peteršilja

1 skodelica grobo sesekljanega svežega koriandra (listi in stebla)

2 jalapeña, brez semen in grobo narezana (glejnapitnina)

1 čebula, sesekljana

2 stroka česna

1 čajna žlička drobno sesekljane limonine lupinice

2 žlici svežega limoninega soka

⅓ skodelice olivnega olja

ZAČINJENA SONČNIČNA SEMENA
⅓ skodelice surovih sončničnih semen

1 čajna žlička oljčnega olja

1 čajna žlička dimljenih začimb (glejrecept)

SOLATA
12 velikih špargljev, obrezanih (približno 1 kg)

⅓ skodelice Bright Citrus vinaigrette (glejte recept)

1. Odmrznite ribo, če je zamrznjena; posušite s papirnatimi brisačami. Obe strani ribe rahlo namažite z olivnim oljem. Dati na stran.

2. Za harisso v majhni ponvi pražite semena kumine in semena koriandra na srednje nizkem ognju 3 do 4 minute ali dokler niso rahlo opečena in zadišijo. V kuhinjskem robotu zmešajte pražena semena kumine in koriandra, peteršilj, cilantro, jalapeños, mlado čebulo, česen, limonino lupinico, limonin sok in olivno olje. Postopek do gladkega. Dati na stran.

3. Za začinjena sončnična semena segrejte pečico na 300°F. Pekač obložite s pergamentnim papirjem; dati na stran. V majhni skledi zmešajte sončnična semena in 1 čajno žličko oljčnega olja. Prekajene začimbe potresemo po semenih; vrzi na plašč. Sončnična semena enakomerno porazdelite po pergamentnem papirju. Pečemo približno 10 minut oziroma dokler niso rahlo popečene.

4. Za žar na oglje ali plin položite lososa na namaščen žar neposredno na srednji ogenj. Pokrijte in pecite 8 do 12 minut ali dokler se ribe ne začnejo luščiti, ko jih preizkusite z vilicami, pri čemer jih na polovici pečenja enkrat obrnite.

5. Medtem za solato z lupilcem za zelenjavo narežite šparglje na dolge tanke trakove. Prenesite na srednje velik krožnik ali skledo. (Konice se bodo zlomile, ko bodo sulice postale tanjšane; dodajte jih na krožnik ali skledo.) Po obritih konicah pokapajte svetle citrusove vinaigrette. Potresemo z začinjenimi sončničnimi semeni.

6. Za serviranje položite po en file na vsakega od štirih krožnikov; na vsak file položite žlico zelene harise. Postrežemo s solato iz naribanih špargljev.

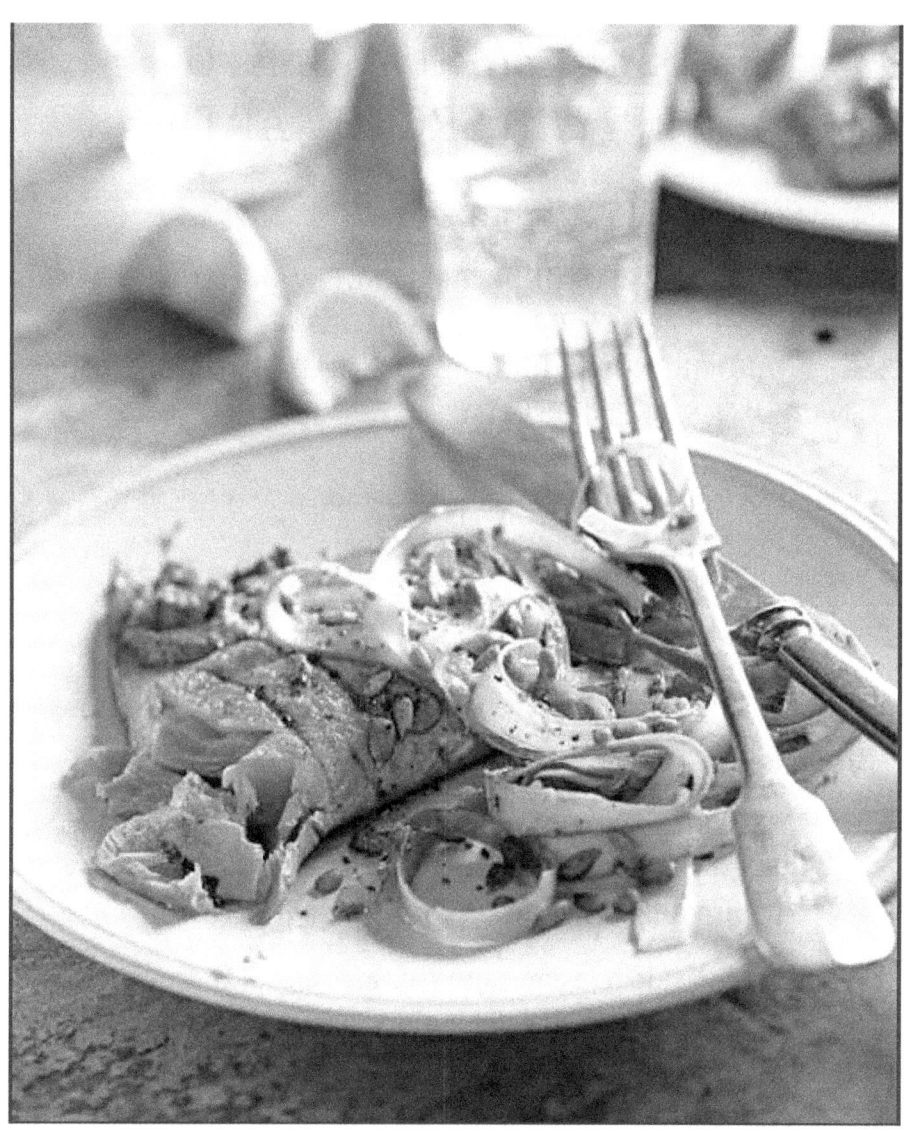

LOSOS NA ŽARU S SOLATO IZ MARINIRANIH SRČKOV ARTIČOK

USPOSABLJANJE: 20 minut žara: 12 minut naredi: 4 porcije

POGOSTO NAJBOLJŠE ORODJE ZA PREMETAVANJE SOLATETO SO TVOJE ROKE ČE ŽELITE, DA SE NEŽNA SOLATA IN ARTIČOKE NA ŽARU ENAKOMERNO VKLJUČIJO V TO SOLATO, JE NAJBOLJE, DA TO NAREDITE S ČISTIMI ROKAMI.

4 6 unč svežih ali zamrznjenih filejev lososa

1 paket po 9 unč zamrznjenih srčkov artičok, odmrznjenih in odcejenih

5 žlic oljčnega olja

2 žlici sesekljane šalotke

1 žlica drobno sesekljane limonine lupinice

¼ skodelice svežega limoninega soka

3 žlice sveže sesekljanega origana

½ čajne žličke sveže mletega črnega popra

1 žlica sredozemske začimbe (glej recept)

1 paket zelene solate po 5 unč

1. Odmrznite ribe, če so zamrznjene. Izperite ribe; posušite s papirnatimi brisačami. Ribo odstavimo.

2. V srednji skledi premešajte srca artičok z 2 žlicama oljčnega olja; dati na stran. V veliki skledi zmešajte 2 žlici oljčnega olja, šalotko, limonino lupinico, limonin sok in origano; dati na stran.

3. Za žar na oglje ali plin postavite srčke artičok v košaro za žar in pecite neposredno na srednje močnem ognju. Pokrijte in pecite na žaru 6 do 8 minut ali dokler dobro ne zogleni in segreje, ob pogostem mešanju. Odstranite artičoke z žara. Pustite, da se ohladi 5 minut, nato dodajte

artičoke mešanici šalotke. Začinimo s poprom; vrzi na pokritje. Dati na stran.

4. Lososa namažite s preostalo 1 žlico oljčnega olja; potresemo z mediteranskimi začimbami. Lososa položite na žar z začinjeno stranjo navzdol neposredno na srednje močan ogenj. Pokrijte in pecite 6 do 8 minut oziroma dokler se riba ne začne luščiti, ko jo preizkusite z vilicami, pri čemer jo na polovici pečenja previdno obrnite.

5. Dodajte solato v skledo z mariniranimi artičokami; nežno premešajte na plašč. Postrezite solato z lososom na žaru.

PEČEN ČILSKI ŽAJBLJEV LOSOS S SALSO IZ ZELENEGA PARADIŽNIKA

USPOSABLJANJE: 35 minut hladno: 2 do 4 ure zrezek: 10 minut naredi: 4 porcije

"FLASH-ROASTING" SE NANAŠA NA TEHNIKOSEGRETI SUHO PONEV V PEČICI NA MOČ, DODATI MALO OLJA IN RIBE, PIŠČANCA ALI MESO (CVRČI!), NATO PA JED DOKONČATI V PEČICI. HITRO CVRTJE SKRAJŠA ČAS KUHANJA IN USTVARI SLASTNO HRUSTLJAVO SKORJICO NA ZUNANJI STRANI - TER SOČNO IN AROMATIČNO NOTRANJOST.

LOSOS

4 5- do 6-unč sveži ali zamrznjeni fileji lososa

3 žlice oljčnega olja

¼ skodelice drobno sesekljane čebule

2 stroka česna, očiščena in narezana na rezine

1 žlica mletega koriandra

1 čajna žlička mlete kumine

2 žlički sladke paprike

1 čajna žlička zdrobljenega posušenega origana

¼ čajne žličke kajenskega popra

⅓ skodelice svežega limoninega soka

1 žlica sesekljanega svežega žajblja

ZELENA PARADIŽNIKOVA SALSA

1½ skodelice narezanih zelenih paradižnikov

⅓ skodelice drobno sesekljane rdeče čebule

2 žlici sveže sesekljanega cilantra

1 jalapeño, brez semen in narezan (glej napitnina)

1 strok česna, mlet

½ čajne žličke mlete kumine

¼ čajne žličke čilija v prahu

2 do 3 žlice svežega limoninega soka

1. Odmrznite ribe, če so zamrznjene. Izperite ribe; posušite s papirnatimi brisačami. Ribo odstavimo.

2. Za pasto s čilijem in žajbljem v majhni ponvi zmešajte 1 žlico oljčnega olja, čebulo in česen. Na majhnem ognju kuhajte 1 do 2 minuti oziroma dokler ne zadiši. Vmešajte koriander in kumino; kuhamo in mešamo 1 minuto. Zmešajte papriko, origano in cayenne; kuhamo in mešamo 1 minuto. Dodamo limonin sok in žajbelj; kuhajte in mešajte približno 3 minute ali dokler ne nastane gladka pasta; hladno.

3. Fileje s prsti namažite na obeh straneh s čilijevo-žajbljevo pasto. Ribo postavite v stekleno ali nereaktivno posodo; tesno pokrijte s plastično folijo. Hladite 2 do 4 ure.

4. Medtem za salso v srednji skledi zmešajte paradižnik, čebulo, koriander, jalapeño, česen, kumino in čili v prahu. Dobro premešajte, da se poveže. Potresemo z limoninim sokom; vrzi na pokritje.

4. Z gumijasto lopatico postrgajte čim več paste z lososa. Zavrzite pasto.

5. V pečico postavite zelo veliko litoželezno ponev. Pečico segrejte na 500°F. Pečico segrejte s posodo v njej.

6. Vroč pekač vzamemo iz pečice. V ponev vlijemo 1 žlico olivnega olja. Pekač obrnemo, da dno pekača premažemo z oljem. Fileje položimo v ponev s kožo navzdol. Vrh filejev premažite s preostalo 1 žlico olivnega olja.

7. Lososa pecite približno 10 minut ali dokler riba ne začne razpadati, ko jo preizkusite z vilicami. Ribo postrezite s salso.

PEČEN LOSOS IN ŠPARGLJI V PAPILOTAH Z LIMONINIM IN LEŠNIKOVIM PESTOM

USPOSABLJANJE: 20 minut zrezka: 17 minut pomeni: 4 porcije

KUHANJE "EN PAPILLOTE" PREPROSTO POMENI KUHANJE V PAPIRJU. JE LEP NAČIN KUHANJA IZ VEČ RAZLOGOV. RIBE IN ZELENJAVA SE KUHAJO NA PARI V PERGAMENTNI EMBALAŽI, PRI ČEMER SE ZAPREJO SOKOVI, OKUS IN HRANILA – IN NI LONCEV IN PONEV, KI BI JIH BILO TREBA POMIVATI.

4 6 unč svežih ali zamrznjenih filejev lososa
1 skodelica ohlapno pakiranih svežih listov bazilike
1 skodelica ohlapno zapakiranih svežih peteršiljevih listov
½ skodelice lešnikov, praženih*
5 žlic oljčnega olja
1 čajna žlička drobno sesekljane limonine lupinice
2 žlici svežega limoninega soka
1 strok česna, mlet
1 kg tankih špargljev, narezanih
4 žlice suhega belega vina

1. Odmrznite lososa, če je zamrznjen. Izperite ribe; posušite s papirnatimi brisačami. Pečico segrejte na 400°F.

2. Za pesto v blenderju ali kuhinjskem robotu zmešajte baziliko, peteršilj, lešnike, olivno olje, limonino lupinico, limonin sok in česen. Pokrijte in mešajte ali obdelajte do gladkega; dati na stran.

3. Izrežite štiri 12-palčne kvadrate pergamentnega papirja. Za vsak paket položite file lososa na sredino kvadrata

pergamenta. Prelijte s četrtino špargljev in 2 do 3 žlicami pesta; poškropi z 1 žlico vina. Vzemite dve nasprotni strani pergamentnega papirja in nekajkrat skupaj prepognite čez ribo. Konce pergamenta prepognite, da jih zaprete. Ponovite, da naredite še tri pakete.

4. Pečemo 17 do 19 minut ali dokler se ribe ne začnejo luščiti, ko jih preizkusite z vilicami (previdno odprite embalažo, da preverite pečenost).

*Nasvet: Za pečenje lešnikov pečico segrejte na 350°F. V plitek pekač v eni plasti razporedimo orehe. Pecite 8 do 10 minut ali dokler rahlo ne porjavi, enkrat premešajte, da se enakomerno zapeče. Oreščke malo ohladimo. Tople orehe položite na čisto kuhinjsko krpo; zdrgnite z brisačo, da odstranite ohlapno kožo.

Z ZAČIMBAMI NARIBAN LOSOS Z GOBOVO IN JABOLČNO OMAKO

OD ZAČETKA DO KONCA: 40 minut pomeni: 4 porcije

VES TA LOSOSOV FILEPRELIT Z MEŠANICO POPRAŽENIH GOB, ŠALOTKE, REZIN JABOLKA Z RDEČO LUPINO - IN POSTREŽEN NA POSTELJICI IZ SVETLO ZELENE ŠPINAČE - JE IMPRESIVNA JED, KI JO POSTREŽEMO GOSTOM.

- 1 cel file lososa, svež ali zamrznjen, 1,5 kg, s kožo
- 1 čajna žlička koromačevih semen, drobno sesekljanih*
- ½ čajne žličke posušenega žajblja, zdrobljenega
- ½ čajne žličke mletega koriandra
- ¼ čajne žličke suhe gorčice
- ¼ čajne žličke črnega popra
- 2 žlici oljčnega olja
- 1½ skodelice svežih gob cremini, narezanih na četrtine
- 1 srednja šalotka, narezana na zelo tanke rezine
- 1 majhno jabolko za kuhanje, narezano na četrtine, odstraniti peščico in na tanke rezine
- ¼ skodelice suhega belega vina
- 4 skodelice sveže špinače
- Majhne vejice svežega žajblja (neobvezno)

1. Odmrznite lososa, če je zamrznjen. Pečico segrejte na 425°F. Velik pekač obložite s pergamentnim papirjem; dati na stran. Izperite ribe; posušite s papirnatimi brisačami. Lososa položite s kožo navzdol na pripravljen pekač. V majhni skledi zmešajte semena komarčka, ½ čajne žličke posušenega žajblja, koriandra, gorčice in popra. Enakomerno potresemo po lososu; zdrgnite s prsti.

2. Izmerite debelino ribe. Lososa pražite 4 do 6 minut na ½ palca debeline ali dokler se riba ne začne luščiti, ko jo preizkusite z vilicami.

3. Medtem v veliki ponvi na srednjem ognju segrejte oljčno olje za omako. Dodamo gobe in šalotko; kuhajte 6 do 8 minut ali dokler se gobe ne zmehčajo in začnejo rjaveti, občasno premešajte. Dodajte jabolko; pokrijemo in kuhamo ter mešamo še 4 minute. Previdno dodajte vino. Kuhajte brez pokrova 2-3 minute ali dokler se jabolčne rezine ne zmehčajo. Z žlico z režami prenesite mešanico gob v srednjo skledo; pokrijte, da ostane toplo.

4. V isti ponvi kuhamo špinačo 1 minuto oziroma toliko časa, da špinača ob stalnem mešanju oveni. Špinačo razdelite na štiri servirne krožnike. Lososov file razrežemo na štiri enake dele, tako da prerežemo kožo, vendar je ne prerežemo. Z veliko lopatico odstranite dele lososa s kože; na vsak krožnik damo porcijo lososa na špinači. Gobjo mešanico enakomerno porazdelite po lososu. Po želji okrasimo s svežim žajbljem.

*Nasvet: Uporabite terilnico ali mlinček za začimbe, da drobno zdrobite semena koromača.

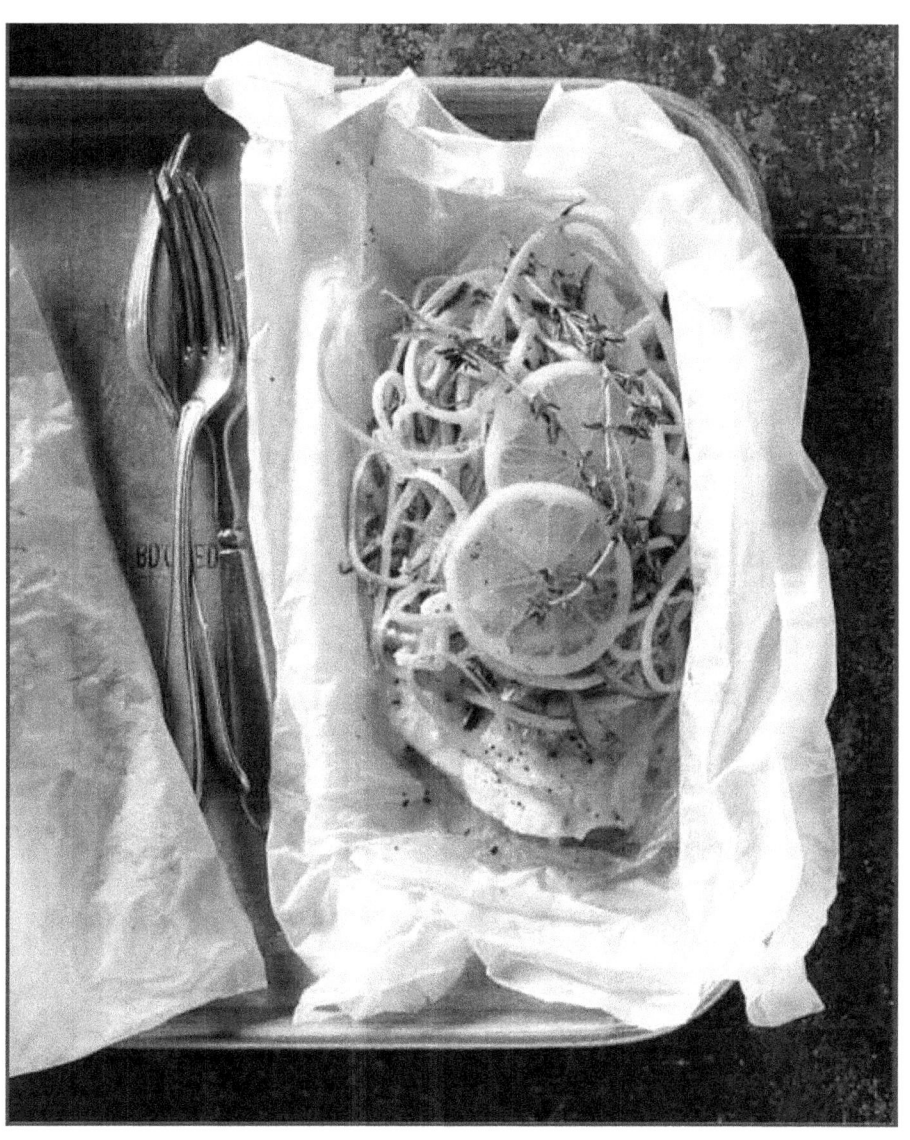

SOLE EN PAPILLOTE Z ZELENJAVO JULIENNE

USPOSABLJANJE:30 minut peke: 12 minut naredi: 4 porcijeFOTOGRAFIJA

VSEKAKOR LAHKO JULIENNE ZELENJAVOZ DOBRIM OSTRIM KUHARSKIM NOŽEM, A ZELO ZAMUDNO. LUPILEC ZA JULIENNE (GLEJ_"OPREMA"_) OMOGOČA HITRO USTVARJANJE DOLGIH, TANKIH, ENAKOMERNO OBLIKOVANIH TRAKOV ZELENJAVE.

- 4 6 unč svežih ali zamrznjenih filetov morskega lista, iverke ali drugih čvrstih belih rib
- 1 bučka, narezana na julienne
- 1 velik korenček, julien
- ½ rdeče čebule, narezane na julien
- 2 paradižnika Roma, izkoščičena in drobno narezana
- 2 stroka česna, sesekljana
- 1 žlica oljčnega olja
- ½ čajne žličke črnega popra
- 1 limona, narezana na 8 tankih rezin, brez semen
- 8 vejic svežega timijana
- 4 žličke oljčnega olja
- ¼ skodelice suhega belega vina

1. Odmrznite ribe, če so zamrznjene. Pečico segrejte na 375°F. V veliki skledi zmešajte bučke, korenček, čebulo, paradižnik in česen. Dodajte 1 žlico oljčnega olja in ¼ čajne žličke popra; dobro premešajte, da se združi. Zelenjavo odstavimo.

2. Izrežite štiri 14-palčne kvadrate pergamentnega papirja. Izperite ribe; posušite s papirnatimi brisačami. Na sredino vsakega kvadrata postavite jeziček. Potresemo s preostalo ¼ čajne žličke popra. Na vrh filejev razporedite zelenjavo,

rezine limone in vejice timijana, tako da jih enakomerno razdelite. Vsak kup pokapajte z 1 čajno žličko olivnega olja in 1 žlico belega vina.

3. Delajte z enim zavitkom naenkrat, poberite dve nasprotni strani pergamentnega papirja in ribo večkrat prepognite. Konce pergamenta prepognite, da jih zaprete.

4. Pakete razporedimo po velikem pekaču. Pečemo približno 12 minut ali dokler se ribe ne začnejo luščiti, ko jih preizkusite z vilicami (previdno odprite embalažo, da preverite pečenost).

5. Za postrežbo vsak paket položite na krožnik; previdno odprite pakete.

RIBJI TAKOSI PESTO IZ RUKOLE S KREMO IZ DIMLJENE LIMETE

USPOSABLJANJE:30-minutni žar: 4 do 6 minut na ½ palca debeline pomeni: 6 obrokov

KODO LAHKO ZAMENJATE S PODPLATOM— SAMO NE TILAPIJA. TILAPIJA JE ŽAL ENA NAJSLABŠIH IZBIR ZA RIBE. SKORAJ POVSOD SE GOJI NA KMETIJAH IN POGOSTO V GROZLJIVIH RAZMERAH – ZATO SE JI JE TREBA IZOGIBATI, ČEPRAV JE TILAPIJA SKORAJ VSEPRISOTNA.

4 fileti morskega lista od 4 do 5 unč, sveži ali zamrznjeni, debeli približno ½ palca

1 recept za pesto iz rukole (glejte<u>recept</u>)

½ skodelice kreme iz indijskih oreščkov (glejte<u>recept</u>)

1 čajna žlička dimljenih začimb (glej<u>recept</u>)

½ čajne žličke drobno naribane limonine lupinice

12 listov zelene solate

1 zrel avokado, prepolovljen, brez pečk, olupljen in narezan na tanke rezine

1 skodelica sesekljanega paradižnika

¼ skodelice sveže sesekljanega cilantra

1 limeta, narezana

1. Odmrznite ribe, če so zamrznjene. Izperite ribe; posušite s papirnatimi brisačami. Ribo odstavimo.

2. Z obeh strani ribe natrite pesto iz rukole.

3. Za žar na oglje ali plin postavite ribe na namaščen žar neposredno na zmeren ogenj. Pokrijte in pecite 4 do 6 minut ali dokler se ribe ne začnejo luščiti, ko jih preizkusite z vilicami, pri čemer jih na polovici pečenja enkrat obrnite.

4. Medtem za dimljeno limetino kremo v majhni skledi zmešajte kremo iz indijskih oreščkov, dimljene začimbe in limonino lupinico.

5. Ribo z vilicami razdrobimo na koščke. Liste masla napolnimo z ribami, rezinami avokada in paradižnikom; potresemo s koriandrom. Takose pokapljajte s kremo Smoky Lime. Postrezite z rezinami limete, ki jih potresete čez tacose.

PODPLAT Z MANDLJEVO SKORJO

USPOSABLJANJE:15 minut kuhanja: 3 minute za: 2 porciji

SAMO MALO MANDLJEVE MOKE USTVARI ČUDOVITO SKORJICO NA TEJ V PONVI OCVRTI RIBI, KI SE ZELO HITRO SKUHA, POSTREŽEJO PA JO S KREMASTO VLOŽENO MAJONEZO IN KANČKOM SVEŽE LIMONE.

12 unč svežih ali zamrznjenih filetov morskega lista
1 žlica limone in zeliščne začimbe (glej recept)
¼ do ½ čajne žličke črnega popra
⅓ skodelice mandljeve moke
2 do 3 žlice oljčnega olja
¼ skodelice Paleo Mayo (glej recept)
1 čajna žlička sveže sesekljanega kopra
Limonina kolesa

1. Odmrznite ribe, če so zamrznjene. Izperite ribe; posušite s papirnatimi brisačami. V manjši skledi zmešajte limono in zeliščne začimbe ter poper. Obe strani filejev premažite z začimbno mešanico in rahlo pritisnite, da se primejo. Na velik krožnik stresemo mandljevo moko. Eno stran vsakega fileja potopite v mandljevo moko in rahlo pritisnite, da se sprime.

2. V veliki ponvi na srednje močnem ognju segrejte toliko olja, da pokrije ponev. Dodajte ribe, obložene strani navzdol. Kuhajte 2 minuti. Ribo previdno obrnite; kuhajte približno 1 minuto dlje ali dokler se riba ne začne luščiti, ko jo preizkusite z vilicami.

3. Za omako v majhni skledi zmešajte Paleo Mayo in koper. Ribo postrezite z omako in rezinami limone.

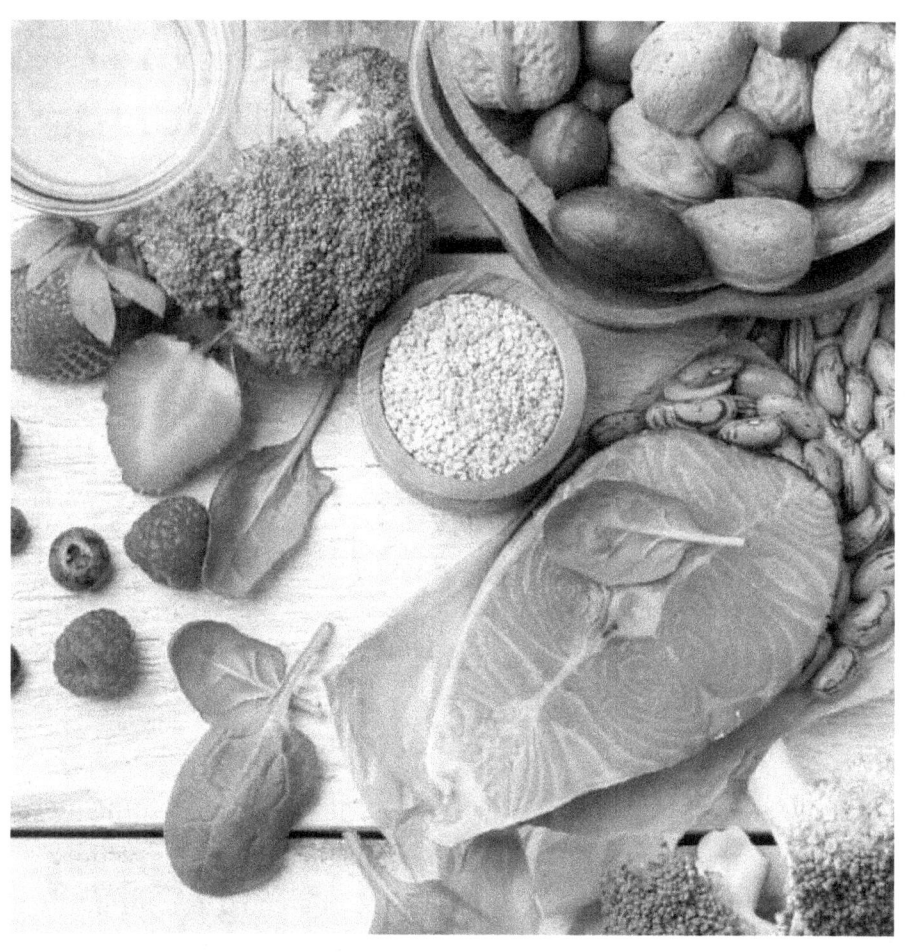

PAKETI POLENOVKE IN BUČK NA ŽARU S PIKANTNO OMAKO IZ MANGA IN BAZILIKE

USPOSABLJANJE:20 minut žara: 6 minut naredi: 4 porcije

1 do 1½ funtov sveže ali zamrznjene trske, debeline ½ do 1 palca
4 kosi 24" dolge, 12" široke folije
1 srednja bučka, narezana na trakove julienne
Začimba z limono in zelišči (glej recept)
¼ skodelice Chipotle Paleo Mayo (glejte recept)
1 do 2 žlici zmečkanega zrelega manga*
1 žlica svežega limoninega ali limetinega soka ali riževega vinskega kisa
2 žlici sveže sesekljane bazilike

1. Odmrznite ribe, če so zamrznjene. Izperite ribe; posušite s papirnatimi brisačami. Ribo narežite na štiri porcijske kose.

2. Vsak kos folije prepognite na pol, da ustvarite dvojni 12-palčni kvadrat. Na sredino kvadrata folije položite del ribe. Pokrijte s četrtino buče. Potresemo z limoninimi začimbami in zelišči. Dvignite dve nasprotni strani folije in večkrat prepognite čez bučo in ribo. Konce folije zapognemo. Ponovite, da naredite še tri pakete. Za omako v majhni skledi zmešajte Chipotle Paleo Mayo, mango, limetin sok in baziliko; dati na stran.

3. Pri žaru na oglje ali plinu položite pakete neposredno na naoljen žar na srednji ogenj. Pokrijte in pecite 6 do 9 minut ali dokler se ribe ne začnejo luščiti, ko jih preizkusite z vilicami, buča pa postane hrustljava in mehka (previdno odprite embalažo, da preverite

pečenost). Med peko na žaru paketov ne obračajte. Vsako porcijo prelijemo z omako.

*Nasvet: Za mangov pire v mešalniku zmešajte ¼ skodelice sesekljanega manga in 1 žlico vode. Pokrijte in mešajte do gladkega. Morebitne ostanke mangovega pireja dodajte smutiju.

RIZLING POŠIRANA POLENOVKA S PARADIŽNIKI, POLNJENIMI S PESTOM

USPOSABLJANJE: 30 minut Čas kuhanja: 10 minut za: 4 porcije

1 do 1½ funtov svežih ali zamrznjenih filejev trske, debelih približno 1 cm
4 romski paradižniki
3 žlice bazilikinega pesta (glej_recept_)
¼ čajne žličke mletega črnega popra
1 skodelica suhega rizlinga ali sauvignona
1 vejica svežega timijana ali ½ čajne žličke zdrobljenega posušenega timijana
1 lovorjev list
½ skodelice vode
2 žlici sesekljanega zelenega čaja
Limonina kolesa

1. Odmrznite ribe, če so zamrznjene. Paradižnik vodoravno prerežemo na pol. Odstranite semena in nekaj mesa. (Če mora paradižnik ležati ravno, odrežite zelo tanko rezino s konca in pazite, da ne naredite luknje na dnu paradižnika.) V vsako polovico paradižnika z žlico dodajte malo pesta; potresemo z mletim poprom; dati na stran.

2. Sperite ribe; posušite s papirnatimi brisačami. Ribo razrežemo na štiri dele. V veliko ponev s tesno prilegajočim pokrovom postavite soparnik. V ponev dodajte približno ½ palca vode. Zavremo; zmanjšajte toploto na srednjo. Paradižnik dodajte s prerezano stranjo navzgor v košarico. Pokrijte in kuhajte na pari 2 do 3 minute ali dokler se ne segreje.

3. Odstranite paradižnik na krožnik; pokrijte, da ostane toplo. Odstranite parno košaro iz posode; zavrzite vodo. V ponev dodajte vino, timijan, lovorjev list in ½ skodelice vode.

Zavremo; zmanjšajte toploto na srednje nizko. Dodajte ribe in zeleni čaj. Pokrito dušite 8 do 10 minut ali dokler se riba ne začne luščiti, ko jo preizkusite z vilicami.

4. Ribe pokapajte z malo tekočine za poširanje. Ribe postrezite s paradižniki, polnjenimi s pestom, in rezinami limone.

OCVRTA POLENOVKA S PISTACIJEVO SKORJICO, CILANTROM, NAD ZDROBLJENIM SLADKIM KROMPIRJEM

USPOSABLJANJE: 20 minut kuhanja: 10 minut pečenja: 4 do 6 minut na ½ palca debeline naredi: 4 porcije

- 1 do 1½ kilograma sveže ali zamrznjene trske
- Oljčno olje ali rafinirano kokosovo olje
- 2 žlici mletih pistacij, orehov orehov ali mandljev
- 1 beljak
- ½ čajne žličke drobno naribane limonine lupinice
- 1½ kg sladkega krompirja, olupljenega in narezanega na koščke
- 2 stroka česna
- 1 žlica kokosovega olja
- 1 žlica sveže naribanega ingverja
- ½ čajne žličke mlete kumine
- ¼ skodelice kokosovega mleka (kot je Nature's Way)
- 4 čajne žličke koriandrovega pesta ali bazilikinega pesta (glejte<u>recept</u>)

1. Odmrznite ribe, če so zamrznjene. Predgrejte brojlerja. Rešetka za olje v ponvi za brojlerje. V majhni skledi zmešajte mlete orehe, jajčni beljak in limonino lupinico; dati na stran.

2. Za pire iz sladkega krompirja v srednje veliki ponvi kuhajte sladki krompir in česen v dovolj vrele vode, da sta pokrita, 10 do 15 minut ali dokler se ne zmehčata. puščanje; v ponev položite sladki krompir in česen. S tlačilko za krompir pretlačimo sladki krompir. Zmešajte 1 žlico kokosovega olja, ingver in kumino. Mešajte kokosovo mleko, dokler ni svetlo in puhasto.

3. Sperite ribe; posušite s papirnatimi brisačami. Ribo narežite na četrtine in položite na pripravljeno neogrevano rešetko ponve za brojlerje. Zavijte pod vse tanke robove. Vsak kos namažite s cilantrovim pestom. Na pesto damo mešanico oreščkov in jo nežno razmažemo. Ribe pecite na 4-palčnem ognju 4 do 6 minut na ½-palčne debeline ali dokler se ribe ne začnejo luščiti, ko jih preizkusite z vilicami, med peko pa jih pokrijte s folijo, če se premaz začne goreti. Ribo postrezite s sladkim krompirjem.

POLENOVKA Z ROŽMARINOM IN MANDARINAMI S PEČENIM BROKOLIJEM

USPOSABLJANJE:15 minut mariniranja: do 30 minut peke: 12 minut naredi: 4 porcije

1 do 1½ kilograma sveže ali zamrznjene trske
1 čajna žlička drobno sesekljane lupine mandarine
½ skodelice svežega soka mandarine ali pomaranče
4 žlice oljčnega olja
2 žlički sveže sesekljanega rožmarina
¼ do ½ čajne žličke mletega črnega popra
1 čajna žlička drobno sesekljane lupine mandarine
3 skodelice cvetov brokolija
¼ čajne žličke mlete rdeče paprike
Rezine mandarine, odstranjene pečke

1. Pečico segrejte na 450°F. Odmrznite ribe, če so zamrznjene. Izperite ribe; posušite s papirnatimi brisačami. Ribo narežite na štiri porcijske kose. Izmerite debelino ribe. V plitvi skledi zmešajte mandarinino lupinico, mandarinin sok, 2 žlici oljčnega olja, rožmarin in črni poper; dodajte ribe. Pokrijte in marinirajte v hladilniku do 30 minut.

2. V veliki skledi premešajte brokoli s preostalima 2 žlicama olivnega olja in zdrobljeno rdečo papriko. Postavite v 2-litrski pekač.

3. Plitek pekač rahlo premažite z dodatnim oljčnim oljem. Ribe odcedite, marinado pa prihranite. Ribo položite v ponev in jo skrijte pod vse tanke robove. Ribe in brokoli postavite v pečico. Brokoli pecite 12 do 15 minut ali dokler ni hrustljav in ga na polovici kuhanja enkrat premešajte.

Ribo pecite 4 do 6 minut na ½-palčno debelino ribe ali dokler riba pri preizkušanju z vilicami ne začne razpadati.

4. V majhni ponvi zavrite prihranjeno marinado; kuhamo 2 minuti. Z marinado pokapamo kuhane ribe. Ribo postrezite z brokolijem in rezinami mandarine.

ZAVITEK Z ZELENO SOLATO POLENOVKE S CURRYJEM IZ VLOŽENE REDKVICE

USPOSABLJANJE: 20 minut stoji: 20 minut kuhanje: 6 minut nastane: 4 porcije FOTOGRAFIJA

1 kilogram svežih ali zamrznjenih filejev polenovke

6 redkev, grobo narezanih

6 do 7 žlic jabolčnega kisa

½ žličke mlete rdeče paprike

2 žlici nerafiniranega kokosovega olja

¼ skodelice mandljevega masla

1 strok česna, mlet

2 čajni žlički drobno naribanega ingverja

2 žlici oljčnega olja

1½ do 2 čajni žlički nesoljenega curryja

4 do 8 listov solate ali solatnih listov

1 sladka rdeča paprika, narezana na trakove julienne

2 žlici sveže sesekljanega cilantra

1. Odmrznite ribe, če so zamrznjene. V srednji skledi zmešajte redkvice, 4 žlice kisa in ¼ čajne žličke zdrobljene rdeče paprike; pustite stati 20 minut in občasno premešajte.

2. Za omako iz mandljevega masla stopite kokosovo olje v majhni ponvi na majhnem ognju. Mešajte mandljevo maslo, dokler ni gladko. Vmešajte česen, ingver in ¼ čajne žličke zdrobljene rdeče paprike. Odstranite z ognja. Dodajte preostale 2 do 3 žlice jabolčnega kisa in mešajte, dokler ni gladka; dati na stran. (Ko dodate kis, se omaka nekoliko zgosti.)

3. Sperite ribe; posušite s papirnatimi brisačami. V veliki ponvi na srednjem ognju segrejte olivno olje in curry. Dodajte ribe; kuhajte 3 do 6 minut ali dokler se ribe ne začnejo luščiti, ko jih preizkusite z vilicami in jih na polovici kuhanja enkrat obrnite. Ribo z dvema vilicama grobo nakosmičimo.

4. Redkvice odcedimo; zavrzite marinado. Na vsak list solate z žlico naložite ribe, trakove sladke paprike, mešanico redkvic in preliv iz mandljevega masla. Potresemo s koriandrom. List ovijte okoli nadeva. Zavitke po želji pritrdimo z lesenimi zobotrebci.

OCVRTA VAHNJA Z LIMONO IN KOROMAČEM

USPOSABLJANJE: 25 minut pečenja: 50 minut pomeni: 4 porcije

IMAJO GA VAHNJA, POLLAK IN TRSKAČVRSTO BELO MESO RAHLO AROMATIZIRANO. V VEČINI RECEPTOV SO ZAMENLJIVI, VKLJUČNO S TO PREPROSTO JEDJO IZ PEČENIH RIB IN ZELENJAVE Z ZELIŠČI IN VINOM.

4 sveži ali zamrznjeni fileji vahnje, polloka ali trske po 6 unč, debeli približno ½ palca

1 velika čebulica koromača, brez sredice in narezana, listi pa so prihranjeni in narezani

4 srednje velike korenčke, prepolovljene navpično in narezane na 2- do 3-palčne kose

1 rdeča čebula, razpolovljena in narezana

2 stroka česna, sesekljana

1 limona, na tanke rezine

3 žlice oljčnega olja

½ čajne žličke črnega popra

¾ skodelice suhega belega vina

2 žlici drobno sesekljanega svežega peteršilja

2 žlici sesekljanih svežih listov komarčka

2 žlički drobno sesekljane limonine lupine

1. Odmrznite ribe, če so zamrznjene. Pečico segrejte na 400°F. V 3-litrski pravokotni posodi zmešajte koromač, korenje, čebulo, česen in rezine limone. Pokapajte z 2 žlicama olivnega olja in potresite z ¼ čajne žličke popra; vrzi na pokritje. V krožnik nalijemo vino. Skledo pokrijemo s folijo.

2. Pražimo 20 minut. Odkrijte; vmešajte zelenjavno mešanico. Pražimo še dodatnih 15 do 20 minut ali dokler zelenjava ni hrustljava in mehka. Vmešajte zelenjavno mešanico. Ribe potresemo s preostalo ¼ čajne žličke popra; ribe položite na zelenjavno mešanico. Pokapajte s preostalo 1 žlico oljčnega olja. Pecite približno 8 do 10 minut ali dokler se ribe ne začnejo luščiti, ko jih preizkusite z vilicami.

3. V majhni skledi zmešajte peteršilj, liste koromača in limonino lupinico. Za serviranje mešanico rib in zelenjave razdelite na servirne krožnike. Čez ribe in zelenjavo z žlico sokov. Potresemo s peteršiljevo mešanico.

PECAN CRUSTED SNAPPER Z CAJUN OKRO IN PARADIŽNIKOVO REMULADO

USPOSABLJANJE: 1 ura kuhanja: 10 minut peke: 8 minut naredi: 4 porcije

TA RIBJA JED JE VREDNA DRUŽBEPRIPRAVA TRAJA MALO ČASA, VENDAR SE ZARADI BOGATIH OKUSOV SPLAČA. REMULADO – OMAKO NA OSNOVI MAJONEZE Z OKUSOM GORČICE, LIMONE IN CAJUNA TER NAREJENO IZ SESEKLJANE RDEČE PAPRIKE, ZELENE ČEBULE IN PETERŠILJA – LAHKO PRIPRAVITE EN DAN VNAPREJ IN JO OHLADITE.

4 žlice oljčnega olja

½ skodelice drobno sesekljanih pekanov

2 žlici sesekljanega svežega peteršilja

1 žlica sveže sesekljanega timijana

2 8-unčna rdeča fileja, debela ½ palca

4 čajne žličke začimbe cajun (glejte recept)

½ skodelice narezane čebule

½ skodelice narezane zelene paprike

½ skodelice narezane zelene

1 žlica mletega česna

1 funt svežih okra strokov, narezanih na 1-palčne rezine (ali sveže šparglje, narezane na 1-palčne dolžine)

8 unč grozdnih ali češnjevih paradižnikov, prepolovljenih

2 žlički sveže sesekljanega timijana

Črni poper

Rémoulade (glej recept desno)

1. Segrejte 1 žlico oljčnega olja v srednji ponvi na srednjem ognju. Dodajte orehe pekane in jih pražite približno 5 minut oziroma dokler ne porjavijo in zadišijo, ob pogostem mešanju. Pekane prenesite v majhno skledo in

pustite, da se ohladijo. Dodamo peteršilj in timijan ter odstavimo.

2. Pečico segrejte na 400°F. Pekač obložimo s peki papirjem ali folijo. Fileje hlastačev razporedite po pekaču s kožo navzdol in vsakega potresite z 1 čajno žličko začimbe Cajun. S čopičem za pecivo na fileje namažite 2 žlici olivnega olja. Mešanico orehov pekanov enakomerno porazdelite med fileje in jih nežno pritisnite na površino ribe, da se oprimejo. Vse izpostavljene predele ribjega fileja po možnosti prekrijte z orehi. Ribo pecite 8 do 10 minut oziroma dokler se z noževo konico zlahka ne razkosmi.

3. V veliki ponvi segrejte preostalo 1 žlico oljčnega olja na srednje močnem ognju. Dodajte čebulo, papriko, zeleno in česen. Kuhajte in mešajte 5 minut ali dokler zelenjava ni hrustljava in mehka. Dodajte narezano okro (ali šparglje, če uporabljate) in paradižnik; kuhajte 5 do 7 minut ali dokler okra ni mehka in hrustljava in se paradižniki začnejo cepiti. Odstranite z ognja in po okusu začinite s timijanom in črnim poprom. Zelenjavo postrezite s hlastačem in Rémoulade.

Remoulade: V kuhinjskem robotu zdrobite ½ skodelice sesekljane rdeče paprike, ¼ skodelice sesekljanega zelenega čaja in 2 žlici sesekljanega svežega peteršilja do drobnega. Dodajte ¼ skodelice Paleo Mayo (glejte recept), ¼ skodelice dijonske gorčice (glej recept), 1½ čajne žličke limoninega soka in ¼ čajne žličke začimbe Cajun (glejte recept). Pulzirajte, dokler se ne združita. Prenesite v servirno skledo in ohladite do serviranja. (Remulado lahko naredite 1 dan prej in jo ohladite.)

PEHTRANOVE TUNINE POLPETE Z AVOKADOVO-LIMONINIM AÏOLIJEM

USPOSABLJANJE: 25 minut Čas kuhanja: 6 minut pomeni: 4 porcije FOTOGRAFIJA

POLEG LOSOSA JE TUNA ENA ENA REDKIH VRST RIB, KI JO JE MOGOČE DROBNO SESEKLJATI IN SPREMENITI V BURGERJE. PAZITE, DA TUNE V KUHINJSKEM ROBOTU NE PREDELATE PREVEČ – PRETIRANA OBDELAVA JO UTRDI.

- 1 kilogram svežih ali zamrznjenih filejev tune brez kože
- 1 beljak, rahlo stepen
- ¾ skodelice zmletega zdroba zlatega lanenega semena
- 1 žlica sveže sesekljanega pehtrana ali kopra
- 2 žlici sveže sesekljanega drobnjaka
- 1 čajna žlička drobno sesekljane limonine lupinice
- 2 žlici lanenega olja, avokadovega olja ali oljčnega olja
- 1 srednje velik avokado brez pečk
- 3 žlice Paleo Mayo (glej recept)
- 1 čajna žlička drobno sesekljane limonine lupinice
- 2 žlički svežega limoninega soka
- 1 strok česna, mlet
- 4 unče mlade špinače (približno 4 skodelice tesno pakirane)
- ⅓ skodelice praženega česnovega vinaigreta (glejte recept)
- 1 jabolko Granny Smith, olupljeno in narezano na koščke v velikosti vžigalic
- ¼ skodelice sesekljanih praženih oreščkov (glej napitnina)

1. Odmrznite ribe, če so zamrznjene. Izperite ribe; posušite s papirnatimi brisačami. Ribo narežite na 1½-palčne kose. Ribe postavite v predelovalec hrane; vklop/izklop s pulzom, dokler ni drobno sesekljan. (Pazite, da ne prekuhate, sicer boste pleskavico strdili.) Ribo odstavite.

2. V srednje veliki skledi zmešajte jajčni beljak, ¼ skodelice moke iz lanenih semen, pehtran, drobnjak in limonino lupinico. Dodajte ribe; nežno premešajte, da se združi. Ribjo mešanico oblikujte v štiri ½ palca debele polpete.

3. Preostalo ½ skodelice moke iz lanenega semena dajte v plitvo skledo. Mesne kroglice potopite v mešanico lanenih semen in jih obračajte, da se enakomerno prekrijejo.

4. V zelo veliki ponvi segrejte olje na srednjem ognju. Tunine polpete kuhajte v vročem olju 6 do 8 minut ali dokler termometer s takojšnjim odčitavanjem, vstavljen vodoravno v polpete, ne zabeleži 160 °F, pri čemer ga na polovici pečenja enkrat obrnite.

5. Medtem za aïoli v srednji skledi z vilicami pretlačite avokado. Dodajte Paleo Mayo, limonino lupinico, limonin sok in česen. Mešajte, dokler ni dobro premešano in skoraj gladko.

6. Špinačo položite v srednje veliko skledo. Premešajte špinačo s praženim česnom vinaigrette; vrzi na pokritje. Za vsako porcijo na servirni krožnik položite tunino polpeto in četrtino špinače. Tuno pokrijte z nekaj aïolija. Vrh špinače z jabolkom in orehi. Postrezite takoj.

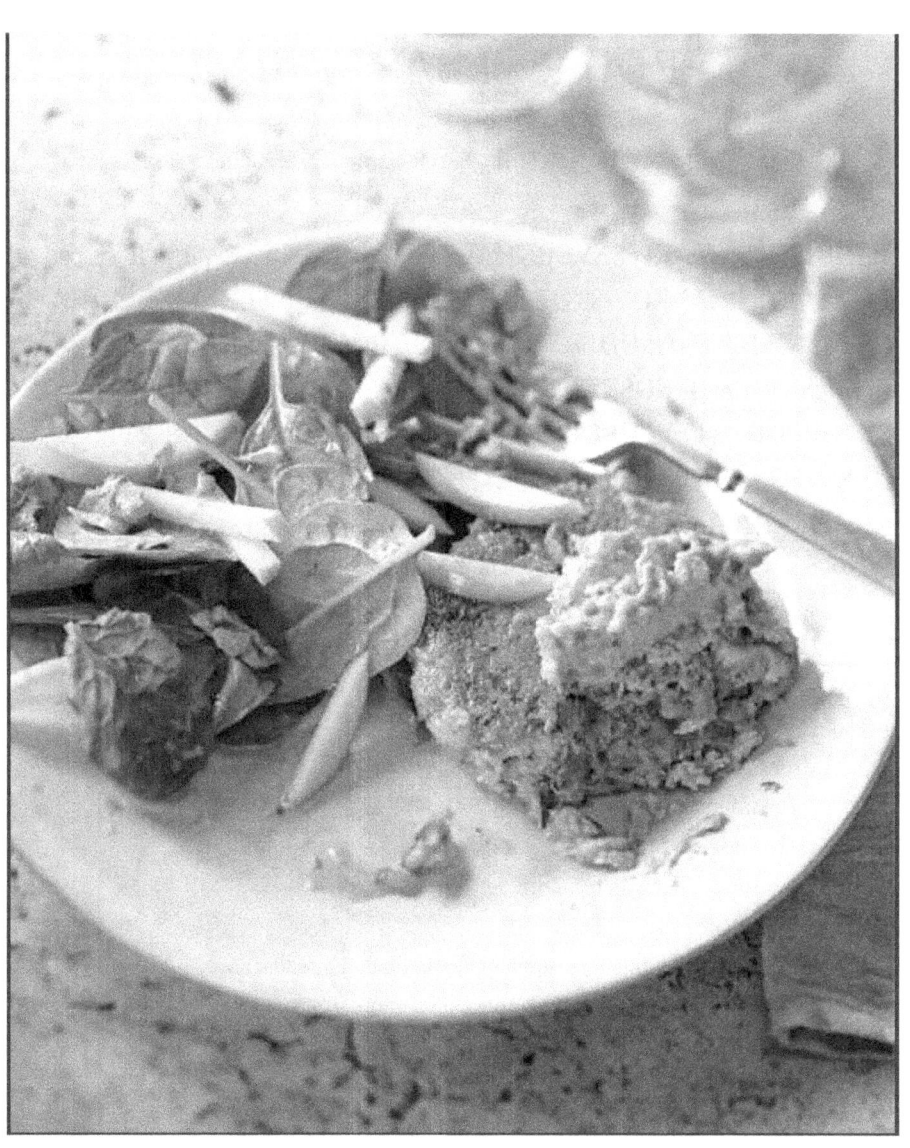

PROGASTI BAS TAGINE

USPOSABLJANJE: 50 minut hlajenje: 1 do 2 uri kuhanje: 22 minut peka: 25 minut naredi: 4 porcije

TAGIN JE IMETAKO SEVERNOAFRIŠKA JED (NEKE VRSTE ENOLONČNICA) KOT STOŽČASTI LONEC, V KATEREM SE KUHA. ČE GA NIMATE, SE ODLIČNO OBNESE POKRIT PEKAČ. CHERMOULA JE GOSTA SEVERNOAFRIŠKA ZELIŠČNA PASTA, KI SE NAJPOGOSTEJE UPORABLJA KOT MARINADA ZA RIBE. TO BARVITO RIBJO JED POSTREZITE S PIREJEM IZ SLADKEGA KROMPIRJA ALI CVETAČE.

4 6-unčni črtasti fileji brancina ali morske plošče, s kožo

1 šopek koriandra, sesekljan

1 čajna žlička drobno naribane limonine lupinice (odstavimo)

¼ skodelice svežega limoninega soka

4 žlice oljčnega olja

5 strokov česna, sesekljan

4 žličke mlete kumine

2 žlički sladke paprike

1 čajna žlička mletega koriandra

¼ čajne žličke mletega janeža

1 velika čebula, olupljena, prepolovljena in na tanke rezine narezana

1 15-unčna pločevinka brez dodane soli na ognju pražen na kocke narezan paradižnik, neodcejen

½ skodelice piščančje kostne juhe (glej recept) ali nesoljene piščančje juhe

1 velika rumena paprika, brez semen in narezana na ½-palčne trakove

1 velika oranžna paprika, brez semen in narezana na ½-palčne trakove

1. Odmrznite ribe, če so zamrznjene. Izperite ribe; posušite s papirnatimi brisačami. Ribje fileje položimo v nekovinski plitek pekač. Ribo odstavimo.

2. Za čermulo v mešalniku ali majhnem kuhinjskem robotu zmešajte koriander, limonin sok, 2 žlici oljčnega olja, 4 nasekljane stroke česna, kumino, papriko, koriander in janež. Pokrijte in obdelajte do gladkega.

3. Čez polovico čermule obrnite ribo, da jo premažete z obeh strani. Pokrijte in ohladite 1 do 2 uri. Vrh s preostalo chermoulo; pustite na sobni temperaturi, dokler ni potrebno.

4. Pečico segrejte na 325°F. V veliki ponvi, odporni na pečico, segrejte preostali 2 žlici olja na srednje močnem ognju. Dodajte čebulo; kuhajte in mešajte 4 do 5 minut ali dokler se ne zmehča. Vmešajte preostali 1 strok mletega česna; kuhamo in mešamo 1 minuto. Dodajte rezervirano čermulo, paradižnik, juho iz piščančjih kosti, trakove sladke paprike in limonino lupinico. Zavremo; zmanjšajte toploto. Odkrito kuhajte 15 minut. Po želji prenesite zmes v tagine; po vrhu z ribami in morebitnimi preostalimi kermulami na krožniku. pokrov; pečemo 25 minut. Postrezite takoj.

MORSKA PLOŠČA V ČESNOVI OMAKI IN KOZICA Z ZELENJEM SOFFRITO

USPOSABLJANJE: 30 minut Čas kuhanja: 19 minut pomeni: 4 porcije

OBSTAJA VELIKO RAZLIČNIH VIROV IN VRST MORSKE PLOŠČE, IN LAHKO SO ZELO RAZLIČNE KAKOVOSTI – IN LOVLJENE V ZELO RAZLIČNIH POGOJIH. TRAJNOST RIB, OKOLJE, V KATEREM ŽIVIJO, IN POGOJI, V KATERIH SE GOJIJO/LOVIJO, SO DEJAVNIKI, KI DOLOČAJO, KATERE RIBE SO DOBRA IZBIRA ZA UŽIVANJE. OBIŠČITE SPLETNO STRAN AKVARIJA MONTEREY BAY (WWW.SEAFOODWATCH.ORG) ZA NAJNOVEJŠE INFORMACIJE O TEM, KATERE RIBE JESTI IN KATERIM SE IZOGIBATI.

- 4 sveži ali zamrznjeni 6-unčni fileti morske plošče, debeli približno 1 cm
- Črni poper
- 6 žlic ekstra deviškega oljčnega olja
- ½ skodelice drobno sesekljane čebule
- ¼ skodelice narezane rdeče paprike
- 2 stroka česna, sesekljana
- ¾ čajne žličke dimljene paprike
- ½ žličke sveže sesekljanega origana
- 4 skodelice zelenjave s peclji, narezane na ¼-palčne debele trakove (približno 12 unč)
- ⅓ skodelice vode
- 8 unč srednjih kozic, olupljenih, razrezanih in grobo narezanih
- 4 stroke česna, narezane na tanke rezine
- ¼ do ½ čajne žličke mlete rdeče paprike
- ⅓ skodelice suhega šerija
- 2 žlici limoninega soka
- ¼ skodelice sesekljanega svežega peteršilja

1. Odmrznite ribe, če so zamrznjene. Izperite ribe; posušite s papirnatimi brisačami. Ribe potresemo s poprom. V veliki

ponvi na srednjem ognju segrejte 2 žlici oljčnega olja. Dodajte fileje; kuhajte 10 minut ali dokler ne postanejo zlato rjave in ribji kosmiči, ko jih preizkusite z vilicami, jih na polovici kuhanja enkrat obrnite. Prenesite ribe na krožnik in šotor s folijo, da ostanejo tople.

2. Medtem v drugi veliki ponvi na srednjem ognju segrejte 1 žlico oljčnega olja. Dodajte čebulo, papriko, 2 mleta stroka česna, papriko in origano; kuhajte in mešajte 3 do 5 minut ali dokler se ne zmehča. Zmešajte zelenjavo in vodo. Pokrijte in kuhajte 3 do 4 minute ali dokler tekočina ne izhlapi in se zelena ne zmehča, občasno premešajte. Pokrijte in hranite na toplem do serviranja.

3. Za omako s kozicami dodajte preostale 3 žlice oljčnega olja v ponev, v kateri boste pekli ribe. Dodamo kozice, 4 narezane stroke česna in mleto rdečo papriko. Kuhajte in mešajte 2-3 minute oziroma dokler česen ne začne zlato rjaveti. Dodamo kozice; kuhajte 2 do 3 minute, dokler kozice niso čvrste in rožnate. Vmešajte šeri in limonin sok. Kuhajte 1 do 2 minuti ali dokler se nekoliko ne zmanjša. Vmešajte peteršilj.

4. Škampovo omako razdelite med fileje morske plošče. Postrezite z zelenjem.

BOUILLABAISSE Z MORSKIMI SADEŽI

OD ZAČETKA DO KONCA: 1¾ URE NAREDI: 4 PORCIJE

TAKO KOT ITALIJANSKI CIOPPINO, TA FRANCOSKA ENOLONČNICA Z MORSKIMI SADEŽIRIB IN ŠKOLJK JE VIDETI KOT VZOREC DNEVNEGA ULOVA, VRŽENEGA V LONEC ČESNA, ČEBULE, PARADIŽNIKA IN VINA. VENDAR PA JE POSEBEN OKUS BOUILLABAISSE KOMBINACIJA OKUSOV ŽAFRANA, KOROMAČA IN POMARANČNE LUPINE.

- 1 funt svežih ali zamrznjenih filejev morske plošče brez kože, narezan na 1-palčne kose
- 4 žlice oljčnega olja
- 2 skodelici sesekljane čebule
- 4 stroki česna, strti
- 1 glavica koromača, očiščena in nasekljana
- 6 romskih paradižnikov, narezanih
- ¾ skodelice piščančje kostne juhe (glej<u>recept</u>) ali nesoljene piščančje juhe
- ¼ skodelice suhega belega vina
- 1 skodelica drobno sesekljane čebule
- 1 glavica koromača, izrezana in drobno narezana
- 6 strokov česna, sesekljanih
- 1 pomaranča
- 3 paradižniki Roma, drobno narezani
- 4 prameni žafrana
- 1 žlica sveže sesekljanega origana
- 1 kilogram školjk, očiščenih in opranih
- 1 kilogram školjk, odstranjenih bradic, očiščenih in opranih (glej<u>napitnina</u>)
- Sveže sesekljan origano (neobvezno)

1. Odmrznite morsko ploščo, če je zamrznjena. Izperite ribe; posušite s papirnatimi brisačami. Ribo odstavimo.

2. V 6- do 8-litrski nizozemski pečici segrejte 2 žlici oljčnega olja na srednjem ognju. V lonec dodamo 2 skodelici sesekljane čebule, 1 glavico sesekljanega koromača in 4 strte stroke česna. Med občasnim mešanjem kuhajte 7 do 9 minut ali dokler se čebula ne zmehča. Dodamo 6 sesekljanih paradižnikov in 1 glavico sesekljanega koromača; vreti še 4 minute. V lonec dodajte juho iz piščančjih kosti in belo vino; vreti 5 minut; rahlo ohladi. Zelenjavno mešanico prenesite v mešalnik ali predelovalec hrane. Pokrijte in mešajte ali obdelajte do gladkega; dati na stran.

3. V isti nizozemski pečici na srednjem ognju segrejte preostalo 1 žlico oljčnega olja. Dodajte 1 skodelico drobno sesekljane čebule, 1 drobno sesekljano glavo koromača in 6 sesekljanih strokov česna. Na zmernem ognju kuhajte 5 do 7 minut ali dokler se skoraj ne zmehča, ob pogostem mešanju.

4. Z lupilcem zelenjave pomaranči v širokih trakovih odstranite lupino; dati na stran. Dodajte pasirano zelenjavno mešanico, 3 na kocke narezane paradižnike, žafran, origano in trakove pomarančne lupinice v nizozemsko pečico. Zavremo; zmanjšajte toploto, da ohranite vrenje. Dodajte školjke, školjke in ribe; nežno premešajte, da se ribe prekrijejo z omako. Prilagodite toploto, kot je potrebno, da ohranite vrenje. Pokrijte in počasi pustite vreti 3 do 5 minut, dokler se školjke in pokrovače ne odprejo in se riba pri preizkušanju z vilicami začne luščiti. Za serviranje nalijte v plitke sklede. Po želji potresemo z dodatnim origanom.

KLASIČNI CEVICHE S KOZICAMI

USPOSABLJANJE: 20 minut kuhanja: 2 minuti ohlajanja: 1 ura mirovanja: 30 minut
naredi: 3 do 4 porcije

TA LATINSKOAMERIŠKA JED JE ODLIČNAOKUSOV IN TEKSTUR. HRUSTLJAVA KUMARA IN ZELENA, KREMAST AVOKADO, PEKOČI IN PIKANTNI JALAPEÑOS TER SLADKE IN NEŽNE KOZICE SO PRELITI Z LIMONINIM SOKOM IN OLJČNIM OLJEM. PRI TRADICIONALNEM CEVICHEJU KISLINA V LIMONINEM SOKU "SKUHA" KOZICO - TODA HITRO POTOPITEV V VRELO VODO NE PREPUSTI NIČESAR NAKLJUČJU, VARNOSTNO - IN NE POŠKODUJE OKUSA ALI TEKSTURE KOZICE.

- 1 funt svežih ali zamrznjenih srednjih kozic, olupljenih in brez rezin, z odstranjenimi repi
- ½ kumare, olupljene, brez semen in narezane
- 1 skodelica sesekljane zelene
- ½ majhne rdeče čebule, sesekljane
- 1 do 2 jalapeña, brez semen in narezana (glej_napitnina_)
- ½ skodelice svežega limoninega soka
- 2 paradižnika Roma, narezana na kocke
- 1 avokado, prepovljen, brez pečk, olupljen in narezan na kocke
- ¼ skodelice sveže sesekljanega cilantra
- 3 žlice oljčnega olja
- ½ čajne žličke črnega popra

1. Odmrznite kozice, če so zamrznjene. Kozico očistimo in razrežemo; odstraniti repke. Oplaknite kozico; posušite s papirnatimi brisačami.

2. Veliko ponev do polovice napolnite z vodo. Zavremo. V vrelo vodo dodamo kozico. Kuhajte brez pokrova 1 do 2 minuti ali samo toliko časa, da kozica postane motna; puščanje

Kozico postavimo pod hladno vodo in jo ponovno odcedimo. Kocke kozic.

3. V zelo veliki, nereaktivni skledi zmešajte kozice, kumare, zeleno, čebulo, jalapeños in limetin sok. Pokrijte in pustite v hladilniku 1 uro ter enkrat ali dvakrat premešajte.

4. Zmešajte paradižnik, avokado, koriander, olivno olje in črni poper. Pokrijte in pustite stati na sobni temperaturi 30 minut. Pred serviranjem nežno premešajte.

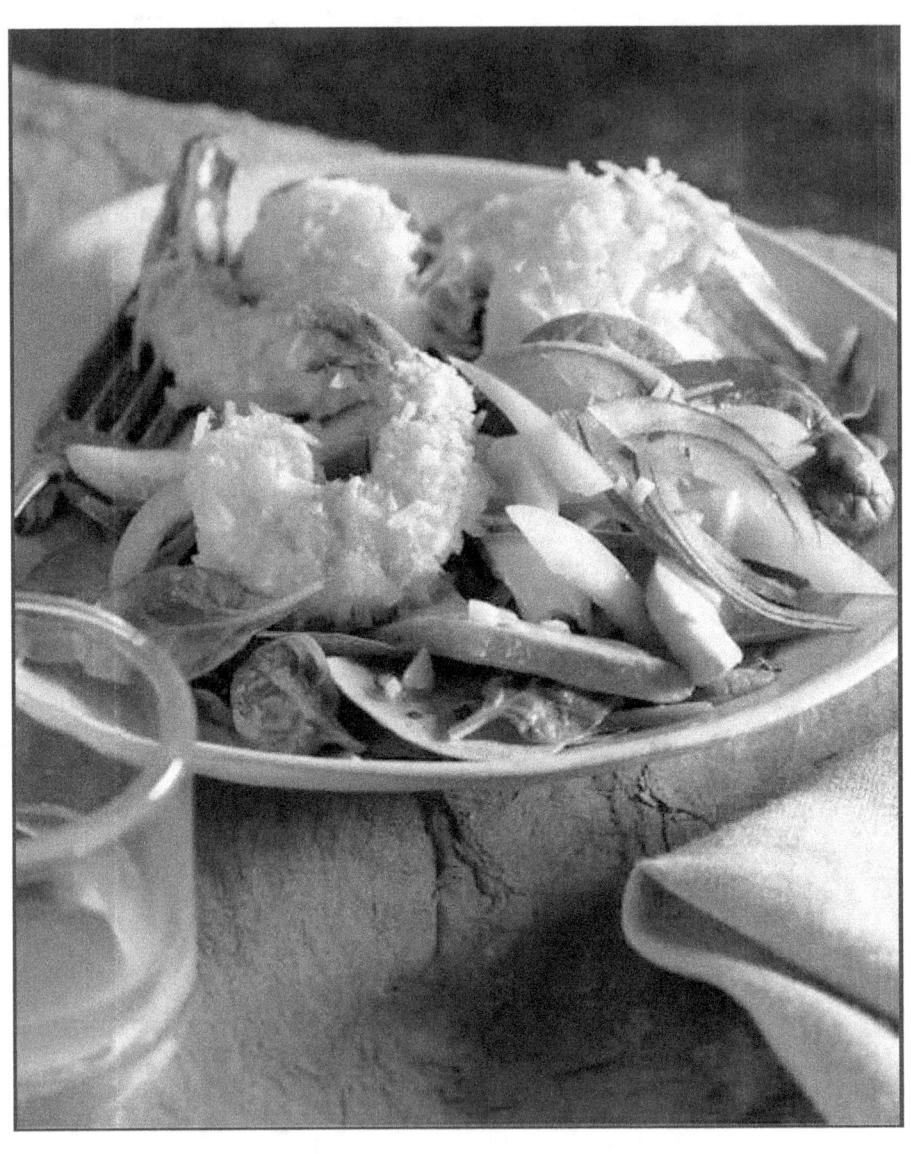

SOLATA S KOKOSOM IN ŠPINAČO V SKORJICI

USPOSABLJANJE: 25 minut peke: 8 minut naredi: 4 porcije FOTOGRAFIJA

PLOČEVINKE KOMERCIALNO PROIZVEDENEGA OLJČNEGA OLJA V SPREJULAHKO VSEBUJE ŽITNI ALKOHOL, LECITIN IN POGONSKO GORIVO – NI ODLIČNA MEŠANICA, KO POSKUŠATE JESTI ČISTO, PRAVO HRANO IN SE IZOGIBATE ŽITOM, NEZDRAVIM MAŠČOBAM, STROČNICAM IN MLEČNIM IZDELKOM. OLJNI RAZPRŠILEC UPORABLJA SAMO ZRAK, DA OLJE POTISNE V FINO PRŠILO – KOT NALAŠČ ZA RAHLO PREMAZOVANJE KOZIC S KOKOSOVO SKORJO PRED PEKO.

1½ kilograma svežih ali zamrznjenih zelo velikih kozic v oklepu

Misto steklenica z razpršilcem, napolnjena z ekstra deviškim oljčnim oljem

2 jajci

¾ skodelice nastrganega ali nastrganega nesladkanega kokosa

¾ skodelice mandljeve moke

½ skodelice avokadovega olja ali oljčnega olja

3 žlice svežega limoninega soka

2 žlici svežega limoninega soka

2 majhna stroka česna, sesekljana

⅛ do ¼ čajne žličke mlete rdeče paprike

8 skodelic sveže mlade špinače

1 srednje velik avokado, prepolovljen, brez semen, olupljen in narezan na tanke rezine

1 oranžna ali rumena paprika, narezana na tanke za grižljaj velike trakove

½ skodelice sesekljane rdeče čebule

1. Odmrznite kozice, če so zamrznjene. Kozice očistite in odstranite rezine, repke pa pustite nedotaknjene. Oplaknite kozico; posušite s papirnatimi brisačami. Pečico segrejte na 450°F. Velik pekač obložimo s folijo; folijo

rahlo namastimo s pršenim oljem iz steklenice Misto; dati na stran.

2. V plitvi skledi z vilicami stepemo jajca. V drugi plitvi posodi zmešajte kokosovo in mandljevo moko. Kozice pomočite v jajca in jih obrnite na plašč. Potopite v mešanico kokosovih orehov in pritisnite, da se prekrije (repi pustite nepokrite). Kozice v enem sloju razporedimo po pripravljenem pekaču. Zgornji del kozice namažite z oljnim razpršilom iz stekleničke Misto.

3. Pecite 8 do 10 minut oziroma dokler kozica ni prozorna in premaz rahlo porjavi.

4. Medtem za preliv v majhnem kozarcu z navojem zmešajte avokadovo olje, limonin sok, limetin sok, česen in zdrobljeno rdečo papriko. Pokrijte in dobro pretresite.

5. Za solate razdelite špinačo na štiri servirne krožnike. Na vrh položite avokado, sladko papriko, rdečo čebulo in kozice. Prelijemo s prelivom in takoj postrežemo.

CEVICHE S TROPSKIMI KOZICAMI IN POKROVAČAMI

USPOSABLJANJE:20 minut Mariniranje: 30 do 60 minut Za: 4 do 6 obrokov

HLADEN IN LAHEK CEVICHE JE ODLIČEN OBROKZA VROČO POLETNO NOČ. Z MELONO, MANGOM, PAPRIKO SERRANO, KOROMAČEM IN SOLATNIM PRELIVOM IZ MANGA IN LIMETE (GLEJTERECEPT), TO JE SLADKA INTERPRETACIJA IZVIRNIKA.

1 kilogram svežih ali zamrznjenih školjk
1 kilogram svežih ali zamrznjenih velikih kozic
2 skodelici narezane melone
2 srednje velika manga, brez koščic, olupljena in narezana (približno 2 skodelici)
1 glavica koromača, obrežena, na četrtine narezana sredica in na tanke rezine
1 srednje velika rdeča paprika, sesekljana (približno ¾ skodelice)
1 do 2 papriki serrano, po želji brez semen in na tanke rezine (glejtenapitnina)
½ skodelice rahlo pakiranega svežega cilantra, sesekljanega
1 recept za solatni preliv iz manga in limone (glejterecept)

1. Odtajajte školjke in kozice, če so zamrznjene. Školjke vodoravno razpolovite. Kozico vodoravno očistimo, odstranimo rezine in razpolovimo. Sperite pokrovače in kozice; posušite s papirnatimi brisačami. Velik lonec do treh četrtin napolnite z vodo. Zavremo. Dodajte kozice in pokrovače; kuhajte 3 do 4 minute ali dokler kozice in pokrovače niso neprozorne; odcedimo in splaknemo s hladno vodo, da se hitro ohladi. Dobro odcedimo in odstavimo.

2. V zelo veliki skledi zmešajte melono, mango, koromač, papriko, serrano čili in koriander. Dodajte solatni preliv iz manga in limete; nežno premešajte na plašč. Nežno

vmešajte kuhane kozice in pokrovače. Pred serviranjem mariniramo v hladilniku 30 do 60 minut.

JAMAICAN JERK KOZICE Z AVOKADOVIM OLJEM

OD ZAČETKA DO KONCA: 20 minut pomeni: 4 porcije

S SKUPNIM ČASOM DO OBROKA 20 MINUT, TA JED JE ŠE EN PREPRIČLJIV RAZLOG, DA DOMA JESTE ZDRAV OBROK, TUDI V NAJBOLJ OBREMENJENIH NOČEH.

- 1 kilogram svežih ali zamrznjenih srednjih kozic
- 1 skodelica sesekljanega manga, olupljenega (1 srednja)
- ⅓ skodelice narezane rdeče čebule, narezane na rezine
- ¼ skodelice sveže sesekljanega cilantra
- 1 žlica svežega limoninega soka
- 2 do 3 žlice jamajške začimbe jerk (glejte recept)
- 1 žlica ekstra deviškega oljčnega olja
- 2 žlici avokadovega olja

1. Odmrznite kozice, če so zamrznjene. V srednje veliki skledi zmešajte mango, čebulo, koriander in limetin sok.

2. Kozico očistimo in razrežemo. Oplaknite kozico; posušite s papirnatimi brisačami. Kozico damo v srednje veliko skledo. Potresemo z jamajškimi začimbami; premešajte, da na vseh straneh prekrijete kozice.

3. V veliki ponvi proti prijemanju segrejte olivno olje na srednje močnem ognju. Dodamo kozice; kuhajte in mešajte približno 4 minute ali dokler ni neprozorno. Kozico pokapajte z avokadovim oljem in postrezite z mešanico manga.

ŠKAMPI Z UVELO ŠPINAČO IN RADIČEM

USPOSABLJANJE: 15 minut kuhanja: 8 minut za: 3 porcije

"SCAMPI" SE NANAŠA NA KLASIČNO RESTAVRACIJSKO JEDVELIKIH KOZIC, KUHANIH ALI OCVRTIH Z MASLOM IN VELIKO ČESNA IN LIMONE. TA ZAČINJENA RAZLIČICA Z OLJČNIM OLJEM JE PALEO ODOBRENA IN PREHRANSKO IZBOLJŠANA S HITRIM PREPRAŽENIM RADIČEM IN ŠPINAČO.

1 kilogram svežih ali zamrznjenih velikih kozic
4 žlice ekstra deviškega oljčnega olja
6 strokov česna, sesekljanih
½ čajne žličke črnega popra
¼ skodelice suhega belega vina
½ skodelice sesekljanega svežega peteršilja
½ glavice radiča, oluščenega in na tanke rezine narezanega
½ žličke mlete rdeče paprike
9 skodelic mlade špinače
Limonina kolesa

1. Odmrznite kozice, če so zamrznjene. Kozice očistite in odstranite rezine, repke pa pustite nedotaknjene. V veliki ponvi segrejte 2 žlici oljčnega olja na srednje močnem ognju. Dodamo kozice, 4 sesekljane stroke česna in črni poper. Kuhajte in mešajte približno 3 minute ali dokler kozica ni prozorna. Mešanico kozic prenesite v skledo.

2. V ponev prilijemo belo vino. Kuhajte in mešajte, da morebitni porjaveli česen popusti z dna ponve. Kozico prelijemo z vinom; premetavanje združiti. Vmešajte

peteršilj. Ohlapno pokrijte s folijo, da ostane toplo; dati na stran.

3. V ponev dodamo še preostali 2 žlici olivnega olja, preostala 2 stroka sesekljanega česna, radič in mleto rdečo papriko. Kuhajte in mešajte na srednjem ognju 3 minute oziroma dokler radič ne začne veneti. Previdno vmešamo špinačo; kuhamo in mešamo še 1-2 minuti oziroma dokler špinača ne oveni.

4. Za serviranje razdelite mešanico špinače na tri servirne krožnike; prelijemo z mešanico kozic. Postrezite z rezinami limone, ki jih ožemite čez kozice in zelenje.

RAKOVA SOLATA Z AVOKADOM, GRENIVKO IN JICAMA

OD ZAČETKA DO KONCA: 30 minut pomeni: 4 porcije

NAJBOLJŠA KEPA ALI RAKOVO MESO JE NAJBOLJŠEZA TO SOLATO. JUMBO RAKOVO MESO JE SESTAVLJENO IZ VELIKIH KOSOV, KI SE DOBRO OBNESEJO V SOLATAH. HRBTNA PLAVUT JE MEŠANICA ZLOMLJENIH KOSOV JUMBO RAKOVEGA MESA IN MANJŠIH KOSOV RAKOVEGA MESA IZ TELESA RAKOVICE. ČEPRAV JE MANJŠI OD JUMBO RAKOVICE, HRBTNA PLAVUT DELUJE ZELO DOBRO. SVEŽ JE SEVEDA NAJBOLJŠI, VENDAR JE DOBRA MOŽNOST ODMRZNJEN ZAMRZNJEN RAK.

- 6 skodelic mlade špinače
- ½ srednje velike jice, olupljene in narezane na julien*
- 2 rožnati ali rubinasto rdeči grenivki, olupljeni, brez semen in na četrtine narezani**
- 2 majhna avokada, prerezana na pol
- 1 kilogram jumbo jumbo ali rakovega mesa
- Preliv iz bazilike in grenivke (glejte recept desno)

1. Špinačo razdelite na štiri servirne krožnike. Po vrhu z jicama, deli grenivke in morebitnim nabranim sokom, avokadom in rakovim mesom. Pokapljamo s prelivom iz bazilike in grenivke.

Preliv iz bazilike in grenivke: v kozarcu z navojem zmešajte ⅓ skodelice ekstra deviškega oljčnega olja; ¼ skodelice svežega grenivkinega soka; 2 žlici svežega pomarančnega soka; ½ majhne šalotke, sesekljane; 2 žlici drobno sesekljane sveže bazilike; ¼ čajne žličke mlete rdeče paprike; in ¼ čajne žličke črnega popra. Pokrijte in dobro pretresite.

*Namig: lupilec za julienne hitro nareže jicama na tanke trakove.

**Namig: Če želite grenivko razrezati, odrežite rezino s konca peclja in dna sadeža. Postavite ga pokonci na delovno površino. Sadje narežite na koščke od zgoraj navzdol, po zaobljeni obliki sadeža, da odstranite lupino v trakovih. Sadje držite nad skledo in z nožem za lupljenje odrežite sredino sadja na straneh vsakega dela, da sprostite sredico. Segmente položite v skledo z nabranim sokom. Zavrzite vtič.

SKUHAJTE REP JASTOGA CAJUN S PEHTRANOVIM AÏOLIJEM

USPOSABLJANJE: 20 minut kuhanja: 30 minut Naredi: 4 porcije FOTOGRAFIJA

ZA ROMANTIČNO VEČERJO V DVOJE, TA RECEPT LAHKO PREPROSTO PREPOLOVITE. Z ZELO OSTRIMI KUHINJSKIMI ŠKARJAMI ODREŽITE LUPINO Z REPOV JASTOGA IN DOBITE BOGATO, AROMATIČNO MESO.

- 2 recepta za začimbo Cajun (glejte recept)
- 12 strokov česna, olupljenih in prerezanih na pol
- 2 limoni, prerezani na pol
- 2 velika korenčka, olupljena
- 2 stebli zelene, olupljeni
- 2 čebulici koromača, narezani na tanke rezine
- 1 kilogram celih gob
- 4 7- do 8-unč repi Maine jastoga
- 4 x 8-palčna bambusova nabodala
- ½ skodelice Paleo Aïoli (majo s česnom) (glej recept)
- ¼ skodelice dijonske gorčice (glej recept)
- 2 žlici sveže sesekljanega pehtrana ali peteršilja

1. V 8-litrskem loncu zmešajte 6 skodelic vode, začimbo Cajun, česen in limone. Zavremo; vreti 5 minut. Zmanjšajte ogenj, da tekočina vre.

2. Korenje in zeleno prečno narežemo na štiri dele. Tekočini dodajte korenje, zeleno in koromač. Pokrijte in kuhajte 10 minut. Dodajte gobe; pokrijte in kuhajte 5 minut. Z žlico z režami prenesite zelenjavo v servirno skledo; obdrži toplo

3. Začnite na koncu telesa vsakega jastogovega repa in potisnite nabodalo med meso in lupino, tako da greste skoraj do konca. (To bo preprečilo, da bi se rep med kuhanjem zapletel.) Zmanjšajte toploto. Jastogove repke kuhajte v komaj vreli tekočini v loncu 8 do 12 minut oziroma dokler lupine niso svetlo rdeče in meso mehko, ko ga prebodete z vilicami. Jastoga odstranite iz tekočine za kuhanje. S kuhinjsko brisačo primite repke jastoga ter odstranite in zavrzite nabodala.

4. V majhni skledi zmešajte Paleo Aïoli, dijonsko gorčico in pehtran. Postrežemo z jastogom in zelenjavo.

OCVRTKI IZ ŠKOLJK Z ŽAFRANOVIM AÏOLIJEM

OD ZAČETKA DO KONCA: 1¼ URE NAREDI: 4 PORCIJE

TO JE PALEO POGLED NA FRANCOSKO KLASIKOŠKOLJK, POPARJENIH V BELEM VINU IN ZELIŠČIH TER POSTREŽENIH S TANKIMI IN HRUSTLJAVIMI BELIMI KROMPIRJEVIMI KOLAČKI. ZAVRZITE VSE ŠKOLJKE, KI SE NE ZAPREJO, PREDEN SO KUHANE – IN VSE ŠKOLJKE, KI SE PO KUHANJU NE ODPREJO.

PASTINAK OCVRTKI

1½ kg pastinaka, olupljenega in narezanega na 3×¼ palca velike juliene

3 žlice oljčnega olja

2 stroka česna, sesekljana

¼ čajne žličke črnega popra

⅛ čajne žličke kajenskega popra

ŽAFRAN AÏOLI

⅓ skodelice Paleo Aïoli (majo s česnom) (glej recept)

⅛ čajne žličke žafranove niti, rahlo zdrobljene

ŠKOLJKE

4 žlice oljčnega olja

½ skodelice drobno sesekljane šalotke

6 strokov česna, sesekljanih

¼ čajne žličke črnega popra

3 skodelice suhega belega vina

3 velike vejice peteršilja z ravnimi listi

4 kg školjk, očiščenih in narezanih*

¼ skodelice sveže sesekljanega (z ravnimi listi) italijanskega peteršilja.

2 žlici sveže sesekljanega pehtrana (neobvezno)

1. Za torte iz pastinaka segrejte pečico na 450 °F. Narezan pastinak za 30 minut namočite v toliko hladne vode, da ga pokrijete; odcedimo in osušimo s papirnatimi brisačkami.

2. Velik pekač obložimo s peki papirjem. Pastinak položite v zelo veliko skledo. V majhni skledi zmešajte 3 žlice oljčnega olja, 2 mleta stroka česna, ¼ čajne žličke črnega popra in kajenski poper; potresemo po pastinaku in premešamo. Pastinak v enakomerni plasti razporedite po pripravljenem pekaču. Pecite 30 do 35 minut ali dokler se ne zmehča in začne rjaveti, občasno premešajte.

3. Za aïoli v majhni skledi zmešajte Paleo Aïoli in žafran. Pokrijte in ohladite do serviranja.

4. Medtem v 6- do 8-litrskem loncu ali nizozemski pečici segrejte 4 žlice oljčnega olja na srednjem ognju. Dodajte šalotko, 6 strokov česna in ¼ čajne žličke črnega popra; kuhajte približno 2 minuti ali dokler se ne zmehča in oveni, ob pogostem mešanju.

5. V lonec dodamo vino in peteršiljeve vejice; zavrite. Dodajte pokrovače in nekajkrat premešajte. Tesno pokrijte in kuhajte na pari 3 do 5 minut ali dokler se lupine ne odprejo, dvakrat nežno premešajte. Zavrzite vse školjke, ki se ne odprejo.

6. Z veliko lopatico prenesite školjke v plitve jušne sklede. Odstranite in zavrzite vejice peteršilja iz tekočine za kuhanje; školjke prelijemo s tekočino za kuhanje. Potresemo sesekljan peteršilj in po želji še pehtran. Takoj postrezite s pastinakovimi kolački in žafranovimi aïoli.

*Nasvet: Školjke skuhajte na dan, ko jih kupite. Če uporabljate divje nabrane školjke, jih za 20 minut namočite v skledo s hladno vodo, da odstranite pesek in pesek. (To ni potrebno za školjke, vzrejene na farmi.) S trdo krtačo očistite školjke eno za drugo pod hladno tekočo vodo. Školjke golobrade približno 10 do 15 minut pred kuhanjem. Brada je majhna skupina vlaken, ki štrlijo iz lubja. Če želite odstraniti brade, primite vrvico s palcem in kazalcem ter povlecite proti tečaju. (Ta metoda ne bo ubila školjke.) Uporabite lahko tudi klešče za ribe ali pinceto. Prepričajte se, da je lupina vsake školjke dobro zaprta. Če so odprte kože, jih nežno potrkajte po pultu. Zavrzite vse školjke, ki se ne zaprejo v nekaj minutah.

OCVRTE POKROVAČE Z OKUSOM RDEČE PESE

OD ZAČETKA DO KONCA:30 minut pomeni: 4 porcije<u>FOTOGRAFIJA</u>

ZA LEPO ZLATO SKORJO,POSKRBITE, DA JE POVRŠINA ŠKOLJK ZELO SUHA - IN DA JE PONEV LEPO VROČA - PREDEN JIH DODATE V PONEV. PRAV TAKO PUSTITE, DA SE POKROVAČE NEMOTENO PEČEJO 2 DO 3 MINUTE, PRI ČEMER JIH NATANČNO PREVERITE, PREDEN JIH OBRNETE.

- 1 funt svežih ali zamrznjenih morskih pokrovač, popivnanih s papirnatimi brisačami
- 3 srednje velike rdeče pese, olupljene in drobno narezane
- ½ jabolka Granny Smith, olupljenega in narezanega
- 2 jalapeña, brez pecljev, semen in narezana (glej<u>napitnina</u>)
- ¼ skodelice sesekljanega svežega cilantra
- 2 žlici drobno sesekljane rdeče čebule
- 4 žlice oljčnega olja
- 2 žlici svežega limoninega soka
- beli poper

1. Odtajajte školjke, če so zamrznjene.

2. Za okus pese v srednji skledi zmešajte peso, jabolko, jalapeños, koriander, čebulo, 2 žlici oljčnega olja in limonin sok. Dobro premešamo. Odstavite, medtem ko pripravljate pokrovače.

3. Izperite školjke; posušite s papirnatimi brisačami. V veliki ponvi na srednje močnem ognju segrejte preostali 2 žlici oljčnega olja. Dodajte školjke; pražite 4 do 6 minut ali dokler zunaj ne postanejo zlato rjave in neprozorne. Pokrovače rahlo potresemo z belim poprom.

4. Za serviranje enakomerno porazdelite sladko peso med servirne krožnike; vrh s školjkami. Postrezite takoj.

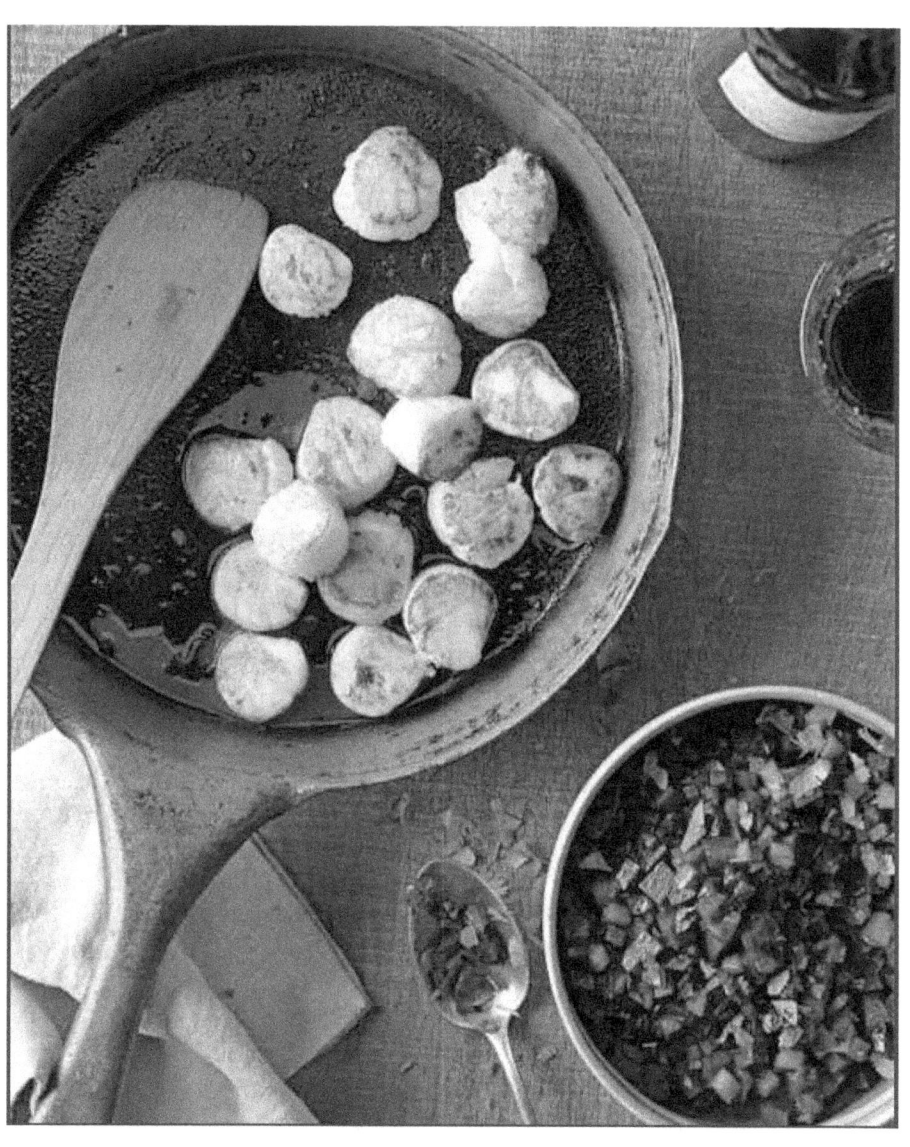

POKROVAČE NA ŽARU S SALSO IZ KUMAR IN KOPRA

USPOSABLJANJE: 35 minut hladno: 1 do 24 ur na žaru: 9 minut naredi: 4 porcije

TUKAJ JE NASVET ZA NAJBOLJ POPOLN AVOKADO: KUPITE JIH, KO SO SVETLO ZELENE IN ČVRSTE, NATO PA JIH NEKAJ DNI PECITE NA PULTU – DOKLER NE POPUSTIJO, KO JIH RAHLO PRITISNETE S PRSTI. ČE SO ČVRSTI IN NEZRELI, SE MED PREVOZOM S TRGA NE BODO ZMEČKALI.

- 12 ali 16 svežih ali zamrznjenih morskih pokrovač (skupaj od 1¼ do 1¾ funtov)
- ¼ skodelice olivnega olja
- 4 stroki česna, sesekljani
- 1 čajna žlička sveže mletega črnega popra
- 2 srednji bučki, obrezani in po dolžini prepolovljeni
- ½ srednje velike kumare, prepolovljene po dolžini in prečno na tanke rezine
- 1 srednje velik avokado, prepolovljen, brez pečk, olupljen in narezan
- 1 srednje velik paradižnik, brez sredice, semen in narezan
- 2 žlički sesekljane sveže mete
- 1 čajna žlička sveže sesekljanega kopra

1. Odtajajte školjke, če so zamrznjene. Školjke sperite s hladno vodo; posušite s papirnatimi brisačami. V veliki skledi zmešajte 3 žlice olja, česen in ¾ žličke popra. Dodajte školjke; nežno premešajte na plašč. Pokrijte in ohladite vsaj 1 uro ali do 24 ur, občasno premešajte.

2. Polovičke bučk premažite s preostalo 1 žlico olja; enakomerno potresemo s ¼ čajne žličke preostalega popra.

3. Odcedite školjke in zavrzite marinado. Skozi vsako pokrovačo napeljite dva 10- do 12-palčna nabodala, pri

čemer uporabite 3 ali 4 pokrovače za vsak par nabodal in pustite ½-palčni prostor med pokrovačama.* (Če nabodala nataknete na dva nabodala, pomagata, da sta med kuhanjem in obračanjem stabilna .)

4. Za žar na oglje ali plin položite pokrovače in polovice buč neposredno na žar na srednji ogenj.** Žar prav tako pokrijte, dokler pokrovače ne postanejo neprozorne in se buče ravno zmehčajo, tako da jih obrnete na polovici žara. Pustite 6 do 8 minut za pokrovače in 9 do 11 minut za bučke.

5. Medtem za salso v srednji skledi zmešajte kumaro, avokado, paradižnik, meto in koper. Nežno premešajte, da se združi. Na štiri servirne krožnike položite 1 nabodalo pokrovače. Polovice bučk diagonalno prečno prerežemo in dodamo na plošče pokrovače. Mešanico kumar enakomerno razporedite po pokrovačah.

*Nasvet: Če uporabljate lesena nabodala, jih pred uporabo za 30 minut namočite v toliko vode, da so pokrita.

**Za pečenje na žaru: Pripravite po navodilih v 3. koraku. Polpete pokrovač in buč položite na neogreto rešetko ponve za žar. Pražite na 4 do 5 centimetrih toplote, dokler pokrovače ne postanejo neprozorne in buča ravno mehka, na polovici kuhanja pa enkrat obrnite. Pustite 6 do 8 minut za pokrovače in 10 do 12 minut za bučke.

OCVRTE POKROVAČE S PARADIŽNIKOM, OLJČNIM OLJEM IN ZELIŠČNO OMAKO

USPOSABLJANJE: 20 minut Čas kuhanja: 4 minute za: 4 porcije

PRELIV JE SKORAJ KOT TOPLA VINAIGRETTE. OLJČNO OLJE, SVEŽE SESEKLJANE PARADIŽNIKE, LIMONIN SOK IN ZELIŠČA ZDRUŽIMO IN ZELO NEŽNO SEGREJEMO – RAVNO TOLIKO, DA SE OKUSI PREPOJIJO – TER NATO POSTREŽEMO S POPEČENIMI POKROVAČAMI IN HRUSTLJAVO SOLATO IZ SONČNIČNIH KALČKOV.

ŠKOLJKE IN OMAKA

1 do 1½ funtov svežih ali zamrznjenih velikih školjk (približno 12)
2 večja paradižnika Roma, olupljena,* brez semen in narezana
½ skodelice oljčnega olja
2 žlici svežega limoninega soka
2 žlici sveže sesekljane bazilike
1 do 2 žlički drobno sesekljanega drobnjaka
1 žlica oljčnega olja

SOLATA

4 skodelice sončničnih popkov
1 limona, narezana na rezine
Ekstra deviško olivno olje

1. Odtajajte školjke, če so zamrznjene. Izperite školjke; suho. Dati na stran.

2. Za omako v majhni ponvi zmešajte paradižnik, ½ skodelice oljčnega olja, limonin sok, baziliko in drobnjak; dati na stran.

3. V veliki ponvi segrejte 1 žlico oljčnega olja na srednje močnem ognju. Dodajte školjke; kuhajte 4 do 5 minut ali dokler ne porjavi in postane neprozoren, na polovici kuhanja pa enkrat obrnite.

4. Za solato ohrovt naložimo v servirno skledo. Čez ohrovt ožamemo rezine limone in jih pokapamo z malo olivnega olja. Mešajte, da se združi.

5. Omako segrevajte na majhnem ognju, dokler ni topla; ne zavrite. Za serviranje z žlico nalijte omako na sredino krožnika; zgoraj s 3 školjkami. Postrežemo ga s solato iz kalčkov.

*Namig: Če želite enostavno olupiti paradižnik, ga spustite v lonec z vrelo vodo za 30 sekund do 1 minute ali dokler lupina ne začne cepiti. Odstranite paradižnik iz vrele vode in ga takoj potopite v skledo z ledeno vodo, da ustavite proces kuhanja. Ko je paradižnik dovolj hladen, mu odstranite kožo.

KUMINOVA PEČENA CVETAČA S KOROMAČEM IN BISERNO ČEBULO

USPOSABLJANJE: 15 minut kuhanja: 25 minut naredi: 4 porcije FOTOGRAFIJA

NEKAJ JE POSEBEJ PRIVLAČNEGA O KOMBINACIJI PEČENE CVETAČE IN PEČENEGA, ZEMELJSKEGA OKUSA KUMINE. TA JED IMA DODAN ELEMENT SLADKOSTI IZ POSUŠENEGA RIBEZA. ČE ŽELITE, LAHKO V 2. KORAKU DODATE MALO TOPLOTE Z ¼ DO ½ ČAJNE ŽLIČKE ZDROBLJENE RDEČE PAPRIKE SKUPAJ S KUMINO IN RIBEZOM.

3 žlice nerafiniranega kokosovega olja
1 srednja glava cvetače, narezana na cvetove (4 do 5 skodelic)
2 glavi koromača, grobo sesekljan
1½ skodelice zamrznjene biserne čebule, odmrznjene in odcejene
¼ skodelice posušenega ribeza
2 žlički mlete kumine
Sveže sesekljan koper (neobvezno)

1. V zelo veliki ponvi na srednjem ognju segrejte kokosovo olje. Dodajte cvetačo, koromač in biserno čebulo. Pokrijte in med občasnim mešanjem kuhajte 15 minut.

2. Zmanjšajte toploto na srednje nizko. Dodajte ribez in kumino v ponev; kuhajte nepokrito približno 10 minut ali dokler se cvetača in koromač ne zmehčata in zlato obarvata. Po želji okrasimo s koprom.

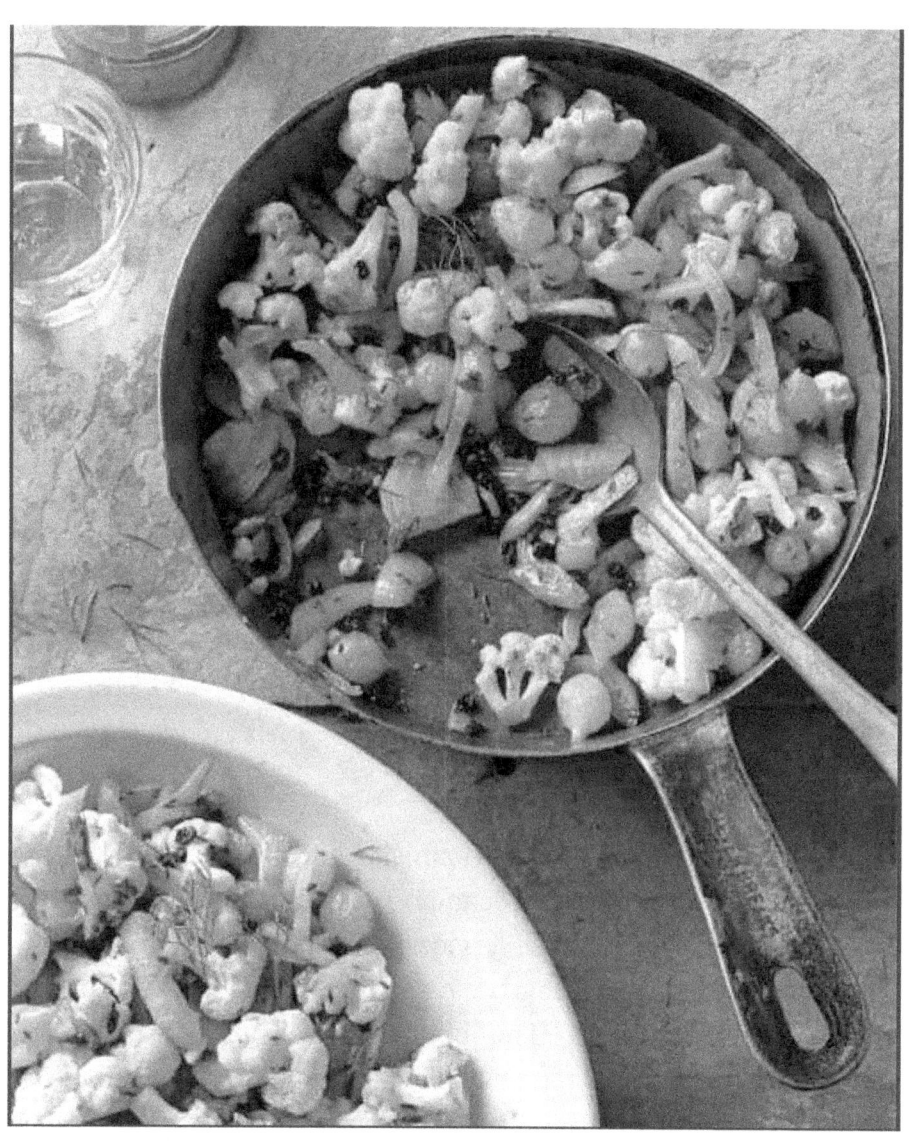

GOSTA OMAKA IZ PARADIŽNIKA IN JAJČEVCEV S ŠPAGETI

USPOSABLJANJE:30 minut peke: 50 minut hladno: 10 minut kuhanje: 10 minut naredi: 4 porcije

TA PIKANTNA PRILOGA POSTANE ENOSTAVNANA GLAVNI NAČIN. MEŠANICI JAJČEVCEV IN PARADIŽNIKA DODAJTE PRIBLIŽNO 1 KG KUHANE MLETE GOVEDINE ALI BIZONA, POTEM KO JO RAHLO ZMEČKATE S TLAČILKO ZA KROMPIR.

- 1 2- do 2½-kilogramske špagete squash
- 2 žlici oljčnega olja
- 1 skodelica narezanih jajčevcev, olupljenih
- ¾ skodelice sesekljane čebule
- 1 majhna rdeča paprika, sesekljana (½ skodelice)
- 4 stroki česna, sesekljani
- 4 srednje zreli paradižniki, po želji olupljeni in grobo narezani (približno 2 skodelici)
- ½ skodelice sveže natrgane bazilike

1. Pečico segrejte na 375°F. Manjši pekač obložimo s peki papirjem. Špagete prečno prerežemo na pol. Z veliko žlico postrgajte semena in vrvice. Bučne polovice s prerezano stranjo navzdol položite na pripravljen pekač. Pecite nepokrito 50 do 60 minut ali dokler se buča ne zmehča. Ohladite na rešetki približno 10 minut.

2. Medtem v veliki ponvi na srednjem ognju segrejte olivno olje. Dodajte čebulo, jajčevce in poper; kuhajte 5 do 7 minut ali dokler se zelenjava ne zmehča, občasno premešajte. Dodajte česen; kuhamo in mešamo še 30 sekund. Dodajte paradižnik; kuhajte 3 do 5 minut ali dokler se paradižniki ne zmehčajo, občasno premešajte. Z

mešalnikom za krompir nežno pretlačite mešanico.
Vmešajte polovico bazilike. Pokrijte in kuhajte 2 minuti.

3. Uporabite držalo za lonec ali brisačo, da držite polovice buč. Z vilicami postrgajte bučno meso v srednje veliko skledo. Bučo razdelite na štiri servirne krožnike. Enakomerno pokrijte z omako. Potresemo s preostalo baziliko.

POLNJENE GOBE PORTOBELLO

USPOSABLJANJE:35 minut peke: 20 minut kuhanja: 7 minut naredi: 4 porcije

DA BI DOBILI NAJBOLJ SVEŽE PORTOBELLE,POIŠČITE GOBE, KI IMAJO ŠE NEDOTAKNJENA STEBLA. ŠKRGE MORAJO BITI VIDETI VLAŽNE, VENDAR NE MOKRE ALI ČRNE, MED SEBOJ MORAJO BITI DOBRO LOČENE. ZA PRIPRAVO KATERE KOLI VRSTE GOB ZA KUHANJE JIH OBRIŠITE Z RAHLO VLAŽNO PAPIRNATO BRISAČO. GOB NIKOLI NE POTAPLJAJTE ALI NAMAKAJTE V VODI – ZELO SO VPOJNE IN BODO POSTALE MEHKE IN VODENE.

4 velike gobe portobello (skupaj približno 1 funt)

¼ skodelice olivnega olja

1 žlica dimljene začimbe (glej_recept_)

2 žlici oljčnega olja

½ skodelice sesekljane šalotke

1 žlica mletega česna

1 funt blitve, narezane na peclje in sesekljane (približno 10 skodelic)

2 čajni žlički sredozemskih začimb (glej_recept_)

½ skodelice sesekljane redkvice

1. Pečico segrejte na 400°F. Gobam odstranite stebla in jih rezervirajte za 2. korak. S konico žlice postrgajte škrge s klobukov; zavrzite škrge. Gobove kapice položite v 3-litrski pravokotni pekač; obe strani gob premažite z ¼ skodelice olivnega olja. Gobove klobuke obrnite tako, da so stebla navzgor; potresemo z začimbami. Pekač pokrijemo s folijo. Pokrito pecite približno 20 minut ali dokler se ne zmehča.

2. Medtem sesekljajte stebla prihranjenih gob; dati na stran. Za pripravo matul odstranite debela rebra z listov in jih zavrzite. Liste smoga grobo sesekljajte.

3. V zelo veliki ponvi na srednjem ognju segrejte 2 žlici olivnega olja. Dodamo šalotko in česen; kuhamo in mešamo 30 sekund. Dodamo nasekljana stebla gob, sesekljano mlado čebulo in mediteranske začimbe. Kuhajte brez pokrova 6 do 8 minut ali dokler se matula ne zmehča, občasno premešajte.

4. Koruzno zmes porazdelite med klobuke šampinjonov. Nadevane gobe pokapljamo s tekočino, ki je ostala v pekaču. Na vrh sesekljane redkvice.

PEČEN RADIČ

USPOSABLJANJE: 20 minut Čas kuhanja: 15 minut za: 4 porcije

NAJPOGOSTEJE SE UŽIVA RADIČ KOT DEL SOLATE ZA PRIJETNO GRENČINO V MEŠANICI ZELENJA-LAHKO PA GA TUDI SAMOSTOJNO POPEČEMO ALI NA ŽARU. RADIČU JE ZNAČILNA RAHLA GRENKOBA, VENDAR NE ŽELITE, DA JE PREMOČNA. POIŠČITE MANJŠE GLAVE, KATERIH LISTI SO VIDETI SVEŽI IN HRUSTLJAVI – NE UVELI. ODREZAN KONEC JE LAHKO RAHLO RJAV, VENDAR MORA BITI VEČINOMA BEL. V TEM RECEPTU KAPLJA BALZAMIČNEGA KISA PRED SERVIRANJEM DODA KANČEK SLADKOSTI.

2 veliki glavici radiča

¼ skodelice olivnega olja

1 čajna žlička sredozemske začimbe (glej recept)

¼ skodelice balzamičnega kisa

1. Pečico segrejte na 400°F. Radič razpolovite na četrtine in pustite nekaj sredice pritrjene (imeti morate 8 rezin). Odrezane strani radičevih krogov namažite z olivnim oljem. Rezine položite z odrezano stranjo navzdol na pekač; potresemo z mediteranskimi začimbami.

2. Pražimo približno 15 minut oziroma toliko časa, da radič oveni, in ga na polovici obrnemo. Radič razporedimo po servirnem krožniku. Pokapljamo z balzamičnim kisom; postrezite takoj.

PEČEN KOROMAČ S POMARANČNIM VINAIGRETOM

USPOSABLJANJE:25 minut zrezka: 25 minut pomeni: 4 porcije

SHRANITE OSTANKE VINAIGRETTE, DA JIH VRŽETEZ ZELENO SOLATO - ALI POSTREZITE S SVINJINO, PERUTNINO ALI RIBAMI NA ŽARU. OSTANKE VINAIGRETTE SHRANJUJTE V TESNO POKRITI POSODI V HLADILNIKU DO 3 DNI.

- 6 žlic ekstra deviškega oljčnega olja in več za ščetkanje
- 1 velika čebulica koromača, obrezana, stržena in narezana (po želji prihranite liste za okras)
- 1 rdeča čebula, narezana
- ½ pomaranče, narezane na tanke rezine
- ½ skodelice pomarančnega soka
- 2 žlici belega vinskega kisa ali šampanjskega kisa
- 2 žlici jabolčnega mošta
- 1 čajna žlička mletih semen komarčka
- 1 čajna žlička drobno sesekljane pomarančne lupine
- ½ čajne žličke dijonske gorčice (glej recept)
- Črni poper

1. Pečico segrejte na 425°F. Večji pekač rahlo namastimo z olivnim oljem. Na pekač razporedite koromač, čebulo in rezine pomaranč; pokapljamo z 2 žlicama oljčnega olja. Zelenjavo nežno premešajte, da se prekrije z oljem.

2. Zelenjavo pražite 25 do 30 minut oziroma dokler se zelenjava ne zmehča in rahlo porjavi, na polovici pečenja pa jo enkrat obrnite.

3. Medtem za pomarančno vinaigrette v mešalniku zmešajte pomarančni sok, kis, jabolčni mošt, semena koromača,

pomarančno lupinico, dijonsko gorčico in poper po okusu. Pri delujočem blenderju počasi v tankem curku dodajte preostale 4 žlice oljčnega olja. Nadaljujte z mešanjem, dokler se vinaigrette ne zgosti.

4. Zelenjavo prestavimo na servirni krožnik. Zelenjavo prelijemo z malo vinaigrette. Po želji okrasite s prihranjenimi listi koromača.

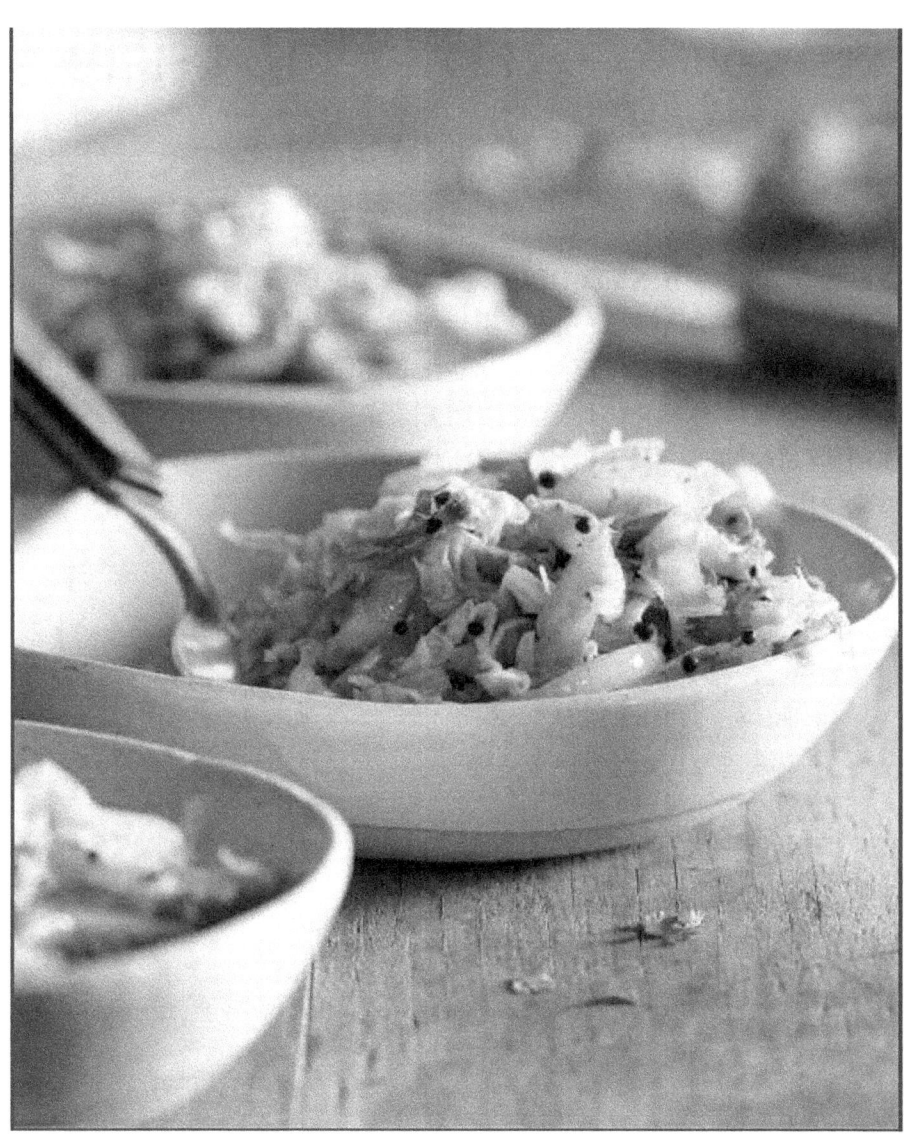

SAVOJSKO ZELJE V PANDŽABSKEM SLOGU

USPOSABLJANJE:20 minut kuhanja: 25 minut Naredi: 4 porcijeFOTOGRAFIJA

NEVERJETNO, KAJ SE ZGODIDO SKROMNEGA, RAHLO AROMATIZIRANEGA ZELJA, KUHANEGA Z INGVERJEM, ČESNOM, ČILIJEM IN INDIJSKIMI ZAČIMBAMI. PRAŽENA SEMENA GORČICE, KORIANDRA IN KUMINE DAJEJO TEJ JEDI TAKO OKUS KOT HRUSTLJAVOST. BODITE PREVIDNI: VROČE JE! PTIČJA PAPRIKA JE MAJHNA, A MOGOČNA – JED PA VKLJUČUJE TUDI JALAPEÑO. ČE IMATE RAJE MANJ TOPLOTE, PREPROSTO UPORABITE JALAPEÑO.

- 1 2-palčni svež ingver, olupljen in narezan na ⅓-palčne rezine
- 5 strokov česna
- 1 velik jalapeño, brez pecljev, semen in prepolovljen (glejnapitnina)
- 2 žlički garam masale brez dodane soli
- 1 čajna žlička mlete kurkume
- ½ skodelice piščančje kostne juhe (glejrecept) ali nesoljene piščančje juhe
- 3 žlice rafiniranega kokosovega olja
- 1 žlica črnih gorčičnih semen
- 1 čajna žlička koriandrovih semen
- 1 čajna žlička kuminovih semen
- 1 čili s celim ptičjim kljunom (chile de arbol) (glnapitnina)
- 1 3-palčna cimetova palčka
- 2 skodelici na tanke rezine narezane rumene čebule (približno 2 srednji)
- 12 skodelic tanko narezanega zelja brez sredice (približno 1½ funta)
- ½ skodelice sesekljanega svežega cilantra (neobvezno)

1. V kuhinjskem robotu ali mešalniku zmešajte ingver, česen, jalapeño, garam masalo, kurkumo in ¼ skodelice juhe iz

piščančjih kosti. Pokrijte in obdelajte ali mešajte, dokler ni gladka; dati na stran.

2. V zelo veliki ponvi zmešajte kokosovo olje, gorčična semena, koriandrova semena, semena kumine, čili in cimetovo palčko. Kuhajte na srednje močnem ognju in pogosto stresajte ponev 2 do 3 minute oziroma dokler se cimetova palčka ne raztopi. (Bodite previdni – med kuhanjem bodo gorčična semena počila in pljuskala.) Dodajte čebulo; kuhajte in mešajte 5 do 6 minut ali dokler čebula rahlo ne porjavi. Dodajte mešanico ingverja. Kuhajte 6 do 8 minut oziroma toliko časa, da zmes lepo karamelizira, ob pogostem mešanju.

3. Dodamo zelje in preostalo kokošjo juho; Dobro premešamo. Pokrijte in dvakrat premešajte približno 15 minut oziroma dokler se zelje ne zmehča. Odkrijte ponev. Kuhajte in mešajte 6 do 7 minut oziroma dokler zelje rahlo ne porjavi in odvečna juha iz piščančjih kosti izhlapi.

4. Odstranite in zavrzite cimetovo palčko in čili. Po želji potresemo s cilantrom.

S CIMETOM PEČENA BUČA

USPOSABLJANJE: 20 minut pečenja: 30 minut Naredi: 4 do 6 obrokov

KANČEK KAJENSKEGA POPRATEM SLADKIM PEČENIM BUČNIM KOCKAM DAJE LE KANČEK TOPLOTE. PO ŽELJI SE ZLAHKA IZPUSTI. TO PREPROSTO PRILOGO POSTREZITE S SVINJSKO PEČENKO ALI SVINJSKIMI KOTLETI.

- 1 buča (približno 2 funta), olupljena, brez semen in narezana na ¾-palčne kocke
- 2 žlici oljčnega olja
- ½ čajne žličke mletega cimeta
- ¼ čajne žličke črnega popra
- ⅛ čajne žličke kajenskega popra

1. Pečico segrejte na 400°F. V veliki skledi premešajte bučo z oljčnim oljem, cimetom, črnim poprom in kajenskim poprom. Velik obrobljen pekač obložimo s peki papirjem. Bučo v eni plasti razporedite po pekaču.

2. Pražite 30 do 35 minut ali dokler se buča ne zmehča in po robovih ne porjavi, pri čemer enkrat ali dvakrat premešajte.

ŠPARGLJI NA ŽARU S POŠIRANIM JAJCEM IN PEKANI

OD ZAČETKA DO KONCA: 15 minut naredi: 4 porcije

TO JE INTERPRETACIJA KLASIKEFRANCOSKA ZELENJAVNA JED, IMENOVANA ŠPARGLJEVA MIMOZA – TAKO IMENOVANA, KER ZELENA, BELA IN RUMENA BARVA KONČNE JEDI IZGLEDA KOT ISTOIMENSKA ROŽA.

1 kilogram svežih špargljev, narezanih
5 žlic praženega česnovega vinaigreta (glej recept)
1 trdo kuhano jajce, olupljeno
3 žlice sesekljanih pekan orehov, popečenih (glej tenapitnina)
Sveže mleti črni poper

1. Stojalo za pečico postavite 4 centimetre od grelnega elementa; predgrejte brojlerja na visoko.

2. Šparglje razporedite po pekaču. Pokapljajte z 2 žlicama praženega česnovega vinaigrette. Z rokami zvijte šparglje, da jih premažete z vinaigrette. Pražite 3 do 5 minut oziroma dokler niso mehki in mehki, pri čemer šparglje vsako minuto obrnite. Prestavimo na servirni krožnik.

3. Jajce prerežemo na pol; čez šparglje pretlači jajce skozi sito. (Jajce lahko tudi naribate z velikimi luknjami strgalnika.) Šparglje in jajca pokapajte s preostalimi 3 žlicami praženega česnovega vinaigrette. Na vrh položite pekan orehe in potresite s poprom.

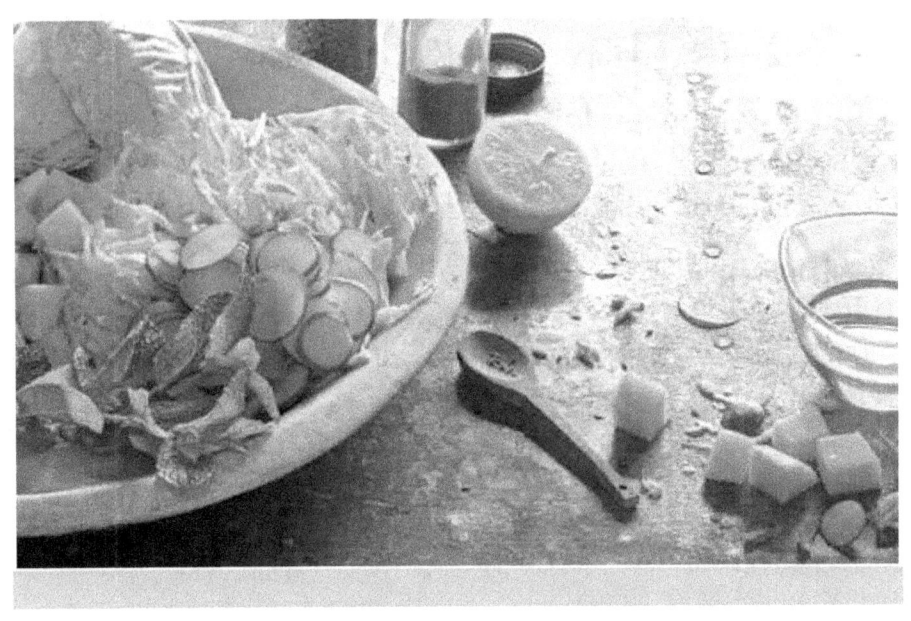

www.ingramcontent.com/pod-product-compliance
Lightning Source LLC
Chambersburg PA
CBHW070421120526
44590CB00014B/1489